JN013874

最新の遺伝子検査でわかった

アトピーが消えるたった1つの方法

かゆみ物質〈ヒスタミン〉は
腸からコントロールできる

スクエアクリニック
院長 本間良子　副院長 本間龍介

青春出版社

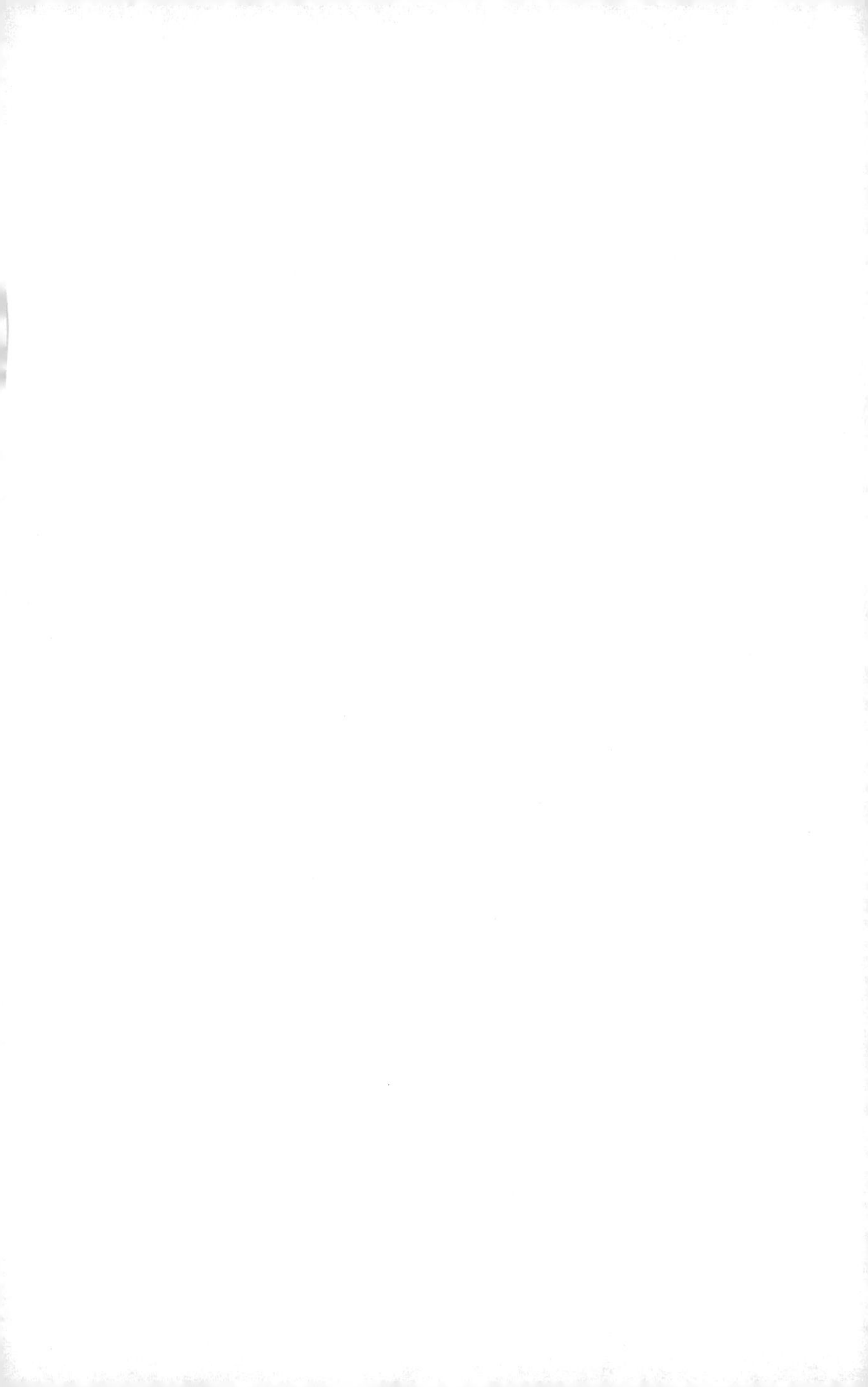

はじめに

あなたのアトピー体質「ヒスタミン度」チェック！

次に当てはまる症状をチェックしてみてください。

□目・耳・鼻などがかゆくなりやすい。

□鼻水、鼻づまり、くしゃみをしやすい。

□ブリやサバなどの魚を食べて、じんましんが出たことがある。

□マンゴーやキウイフルーツなど南の果物を食べるとかゆくなる。

□トマトやホウレン草、アボカドなどの野菜を食べるとかゆくなる。

□腸が弱く、下痢をしやすい。

□胃痛や吐き気が起こりやすい。

□不眠症（眠れない、夜中に何度も目が覚めてしまう）。

□頭痛やめまいが起こりやすい。
□動悸（どうき）がしやすい。
□メンタル面で不安になりやすい。
□神経質でイライラしやすい。すぐキーッと感情的になりやすい。

いくつ当てはまりましたか？

たくさんチェックがついたあなたは、ヒスタミンを分解しにくい人（ヒスタミンタイプ）といえます。

ヒスタミンを分解しにくいとは、体内にヒスタミンがあり余っている状態ということです。

ヒスタミンは、かゆみなどのアレルギー反応を引き起こす物質です。

だからヒスタミンが過剰にあれば、かゆみをはじめとしたアレルギー症状が出やすくなります。

一方で、**ヒスタミンが脳内に働くと興奮物質になり、好奇心旺盛で頭の回転が速い**

スマート因子として働きます。

だから、生まれつきアトピー体質だからと嘆く必要はありません。

本書でご紹介する方法で、アトピー症状がおさまると、ヒスタミン体質の人が持っている本来の能力を発揮しはじめます。

ヒスタミンについて詳しくは本書で後述しますが、**アトピーになりやすいヒスタミンタイプの人は、本来記憶力が高く頭の回転が速いなど、脳機能のアドバンテージが高いのです。**

ご自身やご家族も含め、周囲にアトピー症状がある人を思い浮かべてみてください。なんとなく、インテリジェンスの高そうな人が多いと感じませんか？

ヒスタミンタイプの人は、マイナス面もあるけれど、プラスになる遺伝子をもともと持っているということなのです。

私たち夫婦は、今から15年ほど前、神奈川県川崎市に日本で初めての「副腎疲労（アドレナル・ファティーグ）外来」を開設しました。内科や皮膚科などの一般的な診療もしていますが、難治性のアトピー性皮膚炎の患者さんはこの副腎疲労外来で診(み)ています。

そこで、今までどんな治療をしても、あるいはどんな民間療法を試しても治ることがなかったアトピー性皮膚炎の患者さんの9割以上の症状が改善していきました。

短期的な治療ではなく、根本から治療をしていくので、経過観察をしながら注意をして過ごしていけば、リバウンドすることもありません。

アトピー性皮膚炎の原因はさまざまありますが、患者さんを診ていると、その根底には、「自分が皮膚のケアをちゃんとしていなかったから、こうなってしまった」と、自分を責めておられる感覚が強いと感じます。お子さんがアトピーの場合は、お母さんが自分を責められているケースも多いです。

「ほかの人は○○を食べても大丈夫なのに、自分が食べられないのは、人として劣っている、欠損がある」とさえ思っている人もいます。

でも、それは逆です。お話ししたようにヒスタミンタイプの人は、本来とても優れた能力のある人なのですから。

本書では、**最新の遺伝子検査でわかった医学的知見と臨床に基づいた最新のアトピー治療法**を紹介します。

食生活を見直すだけで、ヒスタミン遺伝子タイプの人のベストパフォーマンスを引き出すことができるということを実感していただけると思います。アトピーが治るだけではなく、〝最高の自分に出会える〟のです。

私たちは、初診時にどこかあきらめたような表情で診察室に入ってきた患者さんが、やがて素敵な笑顔に変わっていくのをたくさん見てきました。

「アトピーは一生つきあっていくもの」とあきらめていた方にこそ、ぜひ実践していただきたいと思います。

スクエアクリニック院長　本間良子

目次

第1章 アレルギーの主役「ヒスタミン」は自分でコントロールできる
――最新の遺伝子検査で解明！　なぜ今までの医療では治らなかったのか

第2章 まずは、火元を消す！アトピーを「治す食事術」
——ヒスタミンを増やす食、抑える食

第3章 次に、体内を除染！アトピーを「治す解毒術」
――「3つの毒」を体内に入れない簡単デトックス生活のすすめ

第4章 皮膚に飛んだボヤを早く消す！アトピー肌に「効く保湿術」

――皮膚のバリア機能を上手に高めるQ&A

第5章 ヒスタミンタイプのあなたが「最高の自分」に出会うために

――ケース別 肌がクリアになると脳がクリアになる驚き

本文図版デザイン・DTP――岡崎理恵
編集協力――樋口由夏

第1章

アレルギーの主役「ヒスタミン」は自分でコントロールできる

――最新の遺伝子検査で解明！なぜ今までの医療では治らなかったのか

アトピー性皮膚「炎」という名の「火事」

アトピー性皮膚炎は、その文字からもわかるように、皮膚に起きている炎症です。皮膚にある角層が傷み、皮膚のバリア機能が低下しているところに刺激が繰り返されると、体を防御するために免疫細胞からつくられるサイトカインという物質がつくりだされます。それが炎症を引き起こしたり、さらにバリア機能を低下させたりします。皮膚の内部にはかゆみを感じる神経がたくさん伸びているため、炎症が起きるとかゆみを感じやすくなります。

つまり、体を防御するために過剰に反応してしまった結果、皮膚に炎症が起きてしまったのが、アトピー性皮膚炎です。

ただ、**炎症は皮膚だけで起きているわけではありません。炎症という名の火事が体内でも起こっていて、火事を起こしているおおもとである火種は、皮膚にあるわけで**

はないのです。

火事が起きていたら火を消さなければなりません。

多くの場合、その火を消すために処方されるのが、みなさんもよくご存じの「ステロイド（副腎皮質）ホルモン」の外用剤でしょう。

ステロイドを塗ると一時的に炎症は治まります。でも、しばらくするとまた炎症が出てくる、それどころか、いきなりやめると悪化してしまうこともあります。

「はじめに」でも触れたように、アトピー性皮膚炎の患者さんのほとんどが、「アトピーは一生つきあっていくもの」と思っています。

その理由は、それまでさまざまな治療を試してきて、よくなってはぶり返し、またよくなっては悪化し……そんな状態を繰り返してきたからではないでしょうか。

では、従来の医療では、なぜアトピー性皮膚炎は治らなかったのでしょうか。

考えてみれば当たり前のことです。なぜなら、火事の火元となる火種を消していないからです。

薬などを使って一見、症状が治まったように見えても、体内ではボヤが残り、火はくすぶり続けています。

だから、また何かのきっかけで火事が起きてしまうのです。

薬で症状を一時的に抑えていただけで、おおもとの原因（体内の炎症）には手を打っていないのです。

アトピーの炎症を抑える優れた薬がいくら開発されても、ある一部分の炎を消しているにすぎません。

要は、ボヤを消しているだけで、炎症物質を根本的に減らす作業は一切していないからなのです。

アトピーは皮膚の病気ではない!?

もちろん、薬での治療を否定しているわけではありません。「ボヤを消すだけで十分」という人は、既存の治療でいいでしょう。

アトピーの治療には短期的なもの（かゆみをすぐになくす）と長期的なもの（炎症の根本原因をなくす）があり、それぞれやり方が違います。

短期的なものは、従来の薬を使った治療です。正直なところ、治療をする医療者からすれば、ボヤを消すだけの治療は難しいことではありません。ボヤを消すだけでも、患者さんがとても楽になるのも事実です。

でも、楽になったらそれで終わりではなく、楽になったからこそ、長期的な治療をやってみようという気持ちになる人も多いのです。

人間は生きている限り、体内のあちこちに炎症を起こしています。したがって、ある一部分の炎を消しても、消しきれていないことがほとんどです。皮膚の炎症を抑えたからといって、まわりの毒素や、火事を起こす火種は消せません。

川の流れでたとえてみましょう。

上流から毒素にまみれた泥水が流れてきたとします。下流でそれを止めることができたとしても、川には泥が漂ったままで、安心はできません。このままでは何かの弾みでまた泥は流れ出します。

一方、おおもとである上流で泥水を止められたとしたら、川はきれいに保たれます。

つまり、体内の炎症の原因を上流で止めることができれば、炎症は起きないのです。

もしも根本的に火種を断ち切りたいなら、長期的な治療が必要です。大事なことは、常に短期的な治療でボヤを消しながら、長期的な治療を取り込むことです。

火種の原因はさまざまですが、その多くは食事や環境毒を見直すことで改善されていきます。

こういうと、驚かれる患者さんが多いのですが、**アトピー性皮膚炎は、皮膚の病気ではありません。体内に起きている慢性炎症が、たまたま皮膚に起きているにすぎないのです。**

アトピー性皮膚炎は治りにくい病気です。だからこそ、体内のおおもとの治療が必要なのです。

かゆみ物質「ヒスタミン」とは？

前項でお話ししたボヤを起こしているのがヒスタミンです。

ヒスタミンは、アレルギー反応を引き起こす原因物質、ヒスチジンというアミノ酸の一種から合成され、マスト細胞から主に放出されます。

かゆみ止めの内服薬としてよく処方されるのは、**抗ヒスタミン薬**です。そのため、**ヒスタミンは「かゆみを引き起こす物質」ともいわれますが、実はヒスタミンのせい**

でかゆみが出るというのは誤解です。

ヒスタミンの本来の働きは、外敵である細菌やウイルス、アレルゲンなどを素早く取り除くこと。私たちの体を外敵から守ってくれる味方であって、けっして悪者ではないのです。

たとえば、花粉症の場合、ヒスタミンの働きで鼻水やくしゃみが出るのは、異物（花粉）を洗い流すため。だから花粉症に対して抗ヒスタミン薬が処方されるのです。

また、アトピー性皮膚炎の治療薬として抗ヒスタミン薬が使われるのも、ヒスタミンの分泌を抑えることによってアトピー症状を抑えるためです。

アレルギー症状がある状態では、ヒスタミンが過剰に放出されているだけなのです。

つまり、ヒスタミンそのものが悪いのではなく、いきすぎた反応をしてしまって、ヒスタミンが過剰に放出されていることに問題があるのです。

ヒスタミンを放出するマスト細胞（後述）は皮膚や気道、粘膜に多く存在し、最前線で体を守っています。もちろん鼻や皮膚だけではなく、全身のいたるところに存在しています。外敵や異物から守るためですから、全身に必要なのですね。

通常はこうして私たちの体を守ってくれているのですが、ヒスタミンが過剰に放出されると、さまざまな不快症状が出てきます。

たとえば、

●胃でヒスタミンが過剰に放出される↓胃酸が出すぎて胃痛や吐き気

●心臓でヒスタミンが過剰に放出される↓動悸

●皮膚でヒスタミンが過剰に放出される↓かゆみ・発赤（ほっせき）（アトピー性皮膚炎やじんましん、湿疹など）。

●腸にヒスタミンが過剰に放出される↓食物アレルギー、過敏性腸症候群

●脳にヒスタミンが過剰に放出される↓頭痛・めまい、イライラ・不安・不眠

こんな具合です。

本来、すばらしい働きをしてくれるヒスタミンが悪者にされてしまう理由、おわかりいただけたでしょうか。

花粉症の季節になると、頭痛・胃痛・下痢が起こる理由

花粉症の時期になると、鼻水やくしゃみのほかに頭痛や胃のムカつき、下痢や不眠などの症状を訴える人がいます。

これらはすべてヒスタミン特有の症状なのですが、本人や家族は、まさか花粉症とそのほかの症状が同じ原因から発しているものだとは思わず、あらゆる科を受診して途方に暮れてしまいます。

先ほどマスト細胞が全身に存在するとお話ししましたが、正確にいえば、マスト細胞が分泌するヒスタミンをキャッチする、ヒスタミン受容体という受け皿のようなものが、全身に存在していることになります。

花粉症の治療薬で「H1ブロッカー」、胃薬で「H2ブロッカー」という名前を聞

いたことはありませんか。

この「H」はヒスタミンを表しています。

ヒスタミン受容体は1〜4までありますが、花粉症の治療には、ヒスタミンがH1受容体と結合するのを邪魔するH1ブロッカーが使われ、胃潰瘍（いかいよう）の治療には、ヒスタミンを受け止めて胃酸を出す細胞の受容体であるH2受容体と結合するのを邪魔するH2ブロッカーが使われています。

ヒスタミンが過剰に放出されたときの不快症状だけにフォーカスするから、ヒスタミンはすっかり悪者扱いになってしまいますが、本来は違うということは、お話ししたとおりです。

ヒスタミンが適切な量を出せれば、

●胃↓食欲旺盛

●心臓↓運動能力アップ

●脳↓頭がクリア、インテリジェンスアップ

といったメリットが多いものなのです。

そういうわけだったのか！アレルギー発症のメカニズム

前述したように、ヒスタミンはもともと外敵から自分の体を守るもの。だから皮膚や粘膜など、体の最前線となる場所にヒスタミンを放出するマスト細胞が多く存在します。ヒスタミンが過剰に放出されてしまうことで、アレルギー反応が起きてしまうのでしたね。

ちなみに、ヒスタミンが出る、おおもとのマスト細胞は、肥満細胞といわれる白血球の一種です。

肥満細胞という言葉から誤解されがちなのですが、マスト細胞があると肥満になってしまうわけではありません。「マスト」はギリシャ語の「マストス（乳房）」に由来します。乳房のようにふくよかで、栄養を与えて育む細胞のように見えたことから、そう名づけられました。

でも、実際のマスト細胞の働きは、栄養を与えるわけではなく、ヒスタミンを放出すること。ただ、一方でマスト細胞は、さまざまな増殖因子を放出して、傷ついた組織を修復する働きもあります。

マスト細胞はどんなときにヒスタミンを放出するかというと、ストレスとなる環境などの外的要因や食べ物が、マスト細胞を刺激するときです。

体はよくわかっていて、体にとってよくないものが来ると、「外敵が来たよ」と知らせてくれます。

そこでマスト細胞が皮膚や粘膜などの最前線でアラームを鳴らします。

この**アラームの役目となるのがヒスタミンです。**ヒスタミンが外敵から一生懸命に体を守ろうとしてくれているのです。

つまり、アトピー体質の人にかゆみ症状が出たときは、おおもとのマスト細胞が刺激されているとき。マスト細胞がヒスタミンを出すことによってアラームを鳴らしているときといえます。

逆にいえば、マスト細胞を刺激しなければ、アラームは鳴らない。ヒスタミンを出すことによって表れるアトピー症状が起こらないということになります。

そうなんです。本書のタイトル「アトピーが消えるたった1つの方法」とは何かといえば、ヒスタミンを出すおおもとのマスト細胞を刺激しないこと。

マスト細胞を刺激するものについては次項で紹介しますが、一般に「アレルゲン（直接アレルギー症状を引き起こす原因物質。抗原）」といわれる食べ物にせよ、環境（ハウスダストや花粉）にせよ、ストレスにせよ、細胞レベルで見れば、マスト細胞を刺激する要因なのです。

本書では、アレルギー症状の発生源ともいえる「マスト細胞」に焦点を当て、ここから放出される「ヒスタミン」を上手にマネジメントする方法を紹介します。

この方法で、今まで「かゆみ物質」といわれ、悪者扱いされてきた「ヒスタミン」

を適切に出せるようになれば、ただアトピーが治るだけではありません。「はじめに」で述べたように、アトピー体質（ヒスタミンタイプ）の人が持っている本来の能力を発揮しはじめるでしょう。

余談になりますが、ひと昔前までは、アトピー体質（ヒスタミンタイプ）でもアトピー症状などの問題は起こりませんでした。

外敵となる要素が少なかったためです。「外敵が来た！」となれば、ヒスタミンがパッと放出され、パッと引いて終わりだったのです。

ところが、現代の人間の生活はどうでしょう。外敵が多すぎるのです。だから常に戦争が続いている状態であり、アラームは鳴りっぱなし、ヒスタミンが出続けている状態なのです。

これが、現代人にアトピーをはじめとするアレルギー疾患が増えた原因といえるのではないでしょうか。

ヒスタミンを出すおおもと細胞「マスト細胞」を刺激しないために

マスト細胞を刺激する外的要因となるものは、「フリーラジカル」と呼ばれるものです。

フリーラジカルをわかりやすくいうと、体内で有害な作用をもたらし、体をサビつかせ、病気や老化の引き金になるもの、ととらえておいてください。

フリーラジカルを発生させるものは、非常にたくさんあります。

たとえば、パソコンやスマホなどから発する電磁波、農薬、喫煙、アレルゲンとなるもの（その人にとってのアレルゲンになるもの。例：花粉や食べ物など）、ストレス、カビ毒、食品添加物、放射線、重金属、過剰なアルコール、過剰な鉄、シュウ酸などがそうです。

ちなみにシュウ酸はほうれん草などの葉物野菜に多く含まれることで知られていま

すが、その多くは、ほうれん草などをゆでると出てくるアクの部分で流出するため、大量に食べたり、生で食べたりしなければ大きな問題はありません。

ただ、問題となるのは腸の問題です。腸について詳しくは第2章でお話ししますが、腸の状態が悪く、お腹にカンジダというカビがいると、シュウ酸は増えてしまうのです。

ですから、**腸の状態が悪いと、結果としてマスト細胞を刺激し、ヒスタミンが放出され、アレルギー症状が出やすい**といえます。

「過剰な鉄」がなぜフリーラジカルにつながるのか、疑問に思った人もいるかもしれませんね。

フリーラジカルは体を酸化（＝サビ）させるもの。だから過剰に鉄をとれば、よほど体内に炎症を起こさないように気をつけている人でない限り、体はサビついてしまうのです。

最近、健康志向の人ほど、鉄のサプリメントを積極的にとっていることが多いようです。とくに女性の多くは貧血気味で鉄不足だといわれていますから、必要以上に鉄をとる傾向があります。私たちは、鉄も体に悪い金属の1つととらえています。過剰な摂取には注意が必要です。

ヒスタミンの多い食べ物、ヒスタミン分泌を促す食べ物

ヒスタミンは、食べ物にも多く含まれています。

青魚（マグロ、カジキ、カツオ、ブリ、サンマ、サバ、イワシ、アジなど）の塩焼きを食べて、じんましんが出た……などという話を聞いたことはありませんか？

これは**ヒスタミンがつくられるヒスチジンというアミノ酸が青魚に多く含まれる**からです。

あるいは、体によかれと思って、トマトやアボカドをアレルギーがある子どもに食べさせたら、「のどがかゆかゆになる」と嫌がられた経験はありませんか？

これも実は、**トマトやアボカドがヒスタミンを多く含む食品**だからなのです。

ヒスタミンを多く含む食べ物をとると、のどがイガイガする、かゆみが出る、口内が腫れるといったアレルギー症状が出る場合があります。

現代は、体内でヒスタミンが出続け、戦争が続いている状態だとお話ししましたが、やっかいなのは、敵ではないものにまで反応してしまうことです。本来なら体にいい食べ物などにも、過剰に反応してアレルギー症状を起こしてしまうのです。

「体にいいから青魚を食べよう」と思って食べた青魚に反応してしまい、アレルギー症状が出てしまう。すると「青魚を食べるとアレルギーが出るから食べられない」となります。こうして本来、体にいいものまで受け入れられなくなってしまうのです。

同じような食材にトマトがあります。一時、トマトはリコピンというカルテノイドが含まれていて体にいいと話題になっていましたが、食べるとかゆみが出るため、食べられない人がいます。

たしかにリコピンは抗酸化作用が高く、健康や美容のためにとることはとてもいいのです。でも、今やトマトはリコピンが高いことよりもヒスタミンが高いことのほうが問題となってしまいました。

つまりそれだけ現代人は、ヒスタミンが過剰になっているということなのです。

たとえるなら、コップにヒスタミンがあふれそうな状態が続いていて、体にいいといわれるヒスタミンを含む食べ物を食べると、たちまちヒスタミンがあふれ、アラームを鳴らしてしまう、という状態なのです。

なぜヒスタミンが過剰になってしまうのか

どうしてヒスタミンが常にあふれそうな状態になってしまうのでしょうか。

その理由は2つあります。

ひとつは、このあとお話しする、ヒスタミンを分解しづらい遺伝子のタイプであること。

ヒスタミンはＤＡＯ酵素とＨＭＴ酵素という2つの酵素によって分解されますが、

遺伝的にこの酵素が働きづらい人がいます。そのため、ヒスタミンが分解できず、体内にあふれてしまうのです。

ちなみにＤＡＯ酵素がヒスタミンを分解するときには、ＡＤＨという酵素も必要です。これは皆さんもよくご存じのアルコールを分解するアセトアルデヒドデヒドロゲナーゼです。

アトピーの人が「お酒を飲むと、なぜかアトピーが悪化する」のは、ただでさえヒスタミンを分解するのが難しいところに、アルコールを分解するという仕事が増えたため、酵素の仕事が手いっぱいになってしまうからなのです。

さらに**アルコール分解の途中でＡＤＨがマスト細胞を刺激してヒスタミンを放出するため、ヒスタミンが渋滞を起こしてしまい、結果としてヒスタミン過剰になってしまう**のです。

お酒を飲むとアトピーが悪化したりかゆくなったりするのは、体が温まるからだと思っている人もいるでしょう。それも間違いではありません。なぜなら、血管が拡張することもヒスタミンが放出されるきっかけになるからです。

アトピー体質の人は暑がりで、ぬるいお風呂を好む傾向がありますが、これもヒスタミンが高く、体が温まるとかゆくなることを経験的に知っているからなのです。

ヒスタミンがあふれそうな状態になっている理由の2つ目は、ヒスタミンを多く含む食べ物をよく食べている、あるいはマスト細胞を刺激して結果的にヒスタミンを放出させてしまう食べ物をよく食べているからです。

つまり、遺伝的な問題はないものの、食生活によってヒスタミンが過剰になっているということです。

昔の食生活に比べ、現代はヒスタミンを含む食べ物がたくさんあります。また、後述しますが、加工食品に代表されるような、マスト細胞を刺激してヒスタミンを放出させる食べ物もあふれています。

ヒスタミンを多く含む食べ物については、第2章で具体的にお話しします。

最新遺伝子検査でわかった！アレルギー体質の秘密

遺伝的にヒスタミンを分解しにくい人がいる——。遺伝子検査によって、これがアトピー体質の原因だとわかりました。

日本ではアトピー性皮膚炎の治療に遺伝子検査は保険診療として認められていません。おそらく遺伝子検査をアトピーの治療に取り入れている病院は、日本では私たちのクリニックくらいでしょう。

遺伝子検査というと、よく知られているところでは、21トリソミーなどの染色体異常を調べるような検査を思い浮かべる人が多いのではないでしょうか。

このような重大な遺伝病につながる検査もありますが、私たちが行っているのは、**SNPs（スニップス）**と呼ばれる検査です。調べるのは2000もの遺伝子変異部位です。

SNPs検査で調べるのは、いわゆる遺伝子のちょっとした変化です。

たとえば、自分はアルコールに強いのか弱いのか、目が青いのか黒いのか、年を重ねても髪がふさふさであるのか違うのか。あるいは病気でいえば、肺がんや乳がんなど一部のがんや心臓の血管による疾患、糖尿病、アルツハイマー病になりやすいかどうかなどもSNPsが影響しやすいといわれています。

SNPsで調べるのはちょっとした誤差なので、言い方は悪いかもしれませんが、致命的なものはありませんし、生きることにおいて大きな問題はありません。

SNPsは不足しやすい栄養素や、消化や代謝に関わる酵素の働きなどにも影響しています。

最新の医学では、酵素の働きが弱い体質がわかるようになったのです。

そこで**アトピーの患者さんにSNPs検査をしてわかったのが、ヒスタミンを分解する酵素であるDAO酵素とHMT酵素に遺伝的に脆弱性（ぜいじゃく）があり、働きにくい**ということでした。

結果、ヒスタミンが分解しづらいため、ヒスタミン値が上がってしまうのです。

今まで遺伝子検査ができなかったので、「なぜ、この子だけ、これを食べると具合が悪くなるんだろう」とか、「なぜ、お酒を飲むとアトピーが悪化するんだろう」ということがわかっていなかったのです。

アレルギー体質の人が、アトピー性皮膚炎→アレルギー性鼻炎→気管支ぜんそくと、いわゆる「アレルギーマーチ」になる理由もこんなところにあったのです。

子どもの発症と成人発症では原因が違う

だからといって、ヒスタミンが多い＝アトピー性皮膚炎になる、というわけではありません。

このあとお話しするような毒素など、複合的な要因が加わることで、アトピー性皮膚炎を発症します。

以前は、「小さいときからアトピーでなければ、成長してからアトピーになることはない」といわれていました。

ところが最近、大人になってからアトピーを発症する人が増えています。もはや、いつ、誰が発症してもおかしくない状況です。

子どものころからのアトピー性皮膚炎や、そこからアレルギーマーチになっていく人は、おそらくＳＮＰｓの問題があります。

一方、成人発症のアトピー性皮膚炎の人は、食生活や環境要因で体に毒素がたまったことによってヒスタミンが過剰になり、分解しづらくなったことによるものです。それぞれ発症の原因が違うのに、その違いが治療に組み込まれていないのが現状なのです。

ヒスタミンが分解されにくい、ヒスタミンが高いために過敏反応を起こしやすい体質は、一見、悪い遺伝子のように感じますが、本書の冒頭でもお話ししたように、ヒスタミンは本来、すぐれた働きをもっている物質です。

ヒスタミンを分解しにくい遺伝子をもっている人は、非常に頭の切れる、インテリジェンスが高い人でもあるのです。

体内の炎症を取り除き、上手につきあっていけば、ただただ「いい遺伝子を持っている人」という考え方に変わるでしょう。

敏感すぎるのは肌だけじゃない

ヒスタミンが多い子どもは、もともと感度が高い子どもです。

ヒスタミンが多い子は、花粉症の時期になると調子が悪くなることが多いのです。

先にも少し触れましたが、花粉症＝くしゃみ、鼻水、目のかゆみの症状だけだと思いがちですが、頭痛や胃のムカつき、下痢や不眠など、ヒスタミンが引き起こすさまざまな症状が出てきます。

よくあるのが、この時期、子どもが花粉症の症状以外に「頭が痛い」「お腹が痛い」「学校に行きたくない」などと訴えることです。スギの時期を過ぎてヒノキの時期になると3月、4月までかかってくるので、ちょうど新学期にあたります。

親からすると「花粉症くらいで学校に行きたがらない根性のない子」と思ったり、「新しいクラスになじめないのかしら」「この子って新しい環境に変わると、すぐに体に出るのよね」などと決めつけて心の問題にしてしまったり、誤解されることがとても多いのです。

アトピー体質の子が新学期に弱いのは、心の問題だけではありません。

ヒスタミン特有の症状の可能性があると知っておくだけでも、改善の余地があり、親御さんは楽になるのではないでしょうか。

ちなみに、**皮膚と脳は発生源が同じ**だということをご存じでしょうか。

受精卵はものすごいスピードで細胞分裂を繰り返しますが、その段階で中胚葉、内胚葉、外胚葉を形成します。皮膚の表皮と脳はどちらも外胚葉由来です。ですから、専門家はよく皮膚の触れ合いは脳にもいい影響を与えるといいますね。

もちろん皮膚にトラブルがあるからといって必ず脳にトラブルがあるわけではありません。ただ、ヒスタミンの刺激という意味ではつながっています。

ヒスタミンがあると皮膚は赤くなったりかゆくなったりします。血流によって脳にヒスタミンが行けば、興奮したり、イライラしたりします。

逆にいえば、**皮膚の機能がアップして、ヒスタミンが適切に働けば、脳の機能もアップする**といえるのです。

「炎症を抑える治療」から「火元を消す治療」へ

従来の医療では、ヒスタミンを出すおおもとの細胞「マスト細胞」にフォーカスすることはまずありませんでした。

最近では、炎症を抑える薬が次々に開発されています。もちろん、それ自体はいいことですし、救われる患者さんが多くいることは事実です。

ただ、**炎症を抑えるだけでは火種はそのままで、ボヤを消しているにすぎません。**火事の火元を消すことはできないのです。

炎症を抑えるというのは、サイトカインの反応を抑えるということです。

サイトカインには、病原体や異物などの外敵を排除する働きがあります。

サイトカインの反応を抑える薬がどのように作用しているか、アラームにたとえて説明しましょう。

サイトカインは、体に何かあったときに知らせてくれるアラームのような存在。通常は私たちの体を守ってくれる作用をします。

ところが、サイトカインが暴走してしまうことによって、炎症反応が加速し、火事を起こしてしまいます。

その結果、皮膚の乾燥が進んだり、かゆみが増したりします。

たしかに、このサイトカインの行きすぎた反応を抑制できれば、炎症も抑制できます。

でも、それはアラームが鳴っているのに「うるさい！」といって止めてしまうようなものです。

アラームが必要以上の大きさで鳴り続けているのは間違いないのですが、それを「うるさい！」と止めてしまったらどうでしょう？

火災は消えても火種はそのままです。

実はアラーム（＝火災警報）は鳴りすぎの面はあるにしろ、正しく鳴っているのです。なぜなら、アトピー性皮膚炎の人は、体にとっての毒素をたくさん持っている傾向があるからです。そうであるにもかかわらず、見て見ぬふりをしてアラームを止めてしまっていいのでしょうか。

もちろん、戦場の最前線においては、あとでお話しするステロイドを使った標準治療は役に立ちますが、私たちが行っているのは、「戦争そのものをしない」治療、つまり火元（火種）を消してあげる治療なのです。

「ヒスタミン・マネジメント」でアトピーは治せる

ヒスタミンをマネジメントすることが、火種を消す手助けになります。

ヒスタミンは、①「外的な要因」と、②「食べ物」によって増えるということはお伝えしましたね。

食事やライフスタイルを見直し、ヒスタミンをコントロールすることで、暴走して戦場になっているところから、平和な状態に戻してあげることができます。

外敵がわかりやすく存在する場所ではないにもかかわらず、武器を持って戦場をつくりだし、荒れている状態から武器だけを取り上げれば、とりあえず戦いは収まります。これが、これまでお話ししてきた目先のボヤを消す治療です。

これで肌の表面はきれいになるかもしれません。でも、それは、単に武器を取り上げているだけにすぎず、毒素は供給され続けています。毒素の供給源があれば、皮膚の下では炎症が進むだけ。よって、戦争はだらだらと続くことになります。

外的要因と食事を見直すことで、結果としてヒスタミンを出すことがないような生活を送ることがなによりも重要なのです。

アトピー性皮膚炎の患者さんは、今すぐ苦しい状態から解放されたいと思っているはずです。だからこそ皮膚科に行き、抗アレルギー薬やステロイドなどの外用薬を処方され、医師の指示にしたがって薬を使うことで症状を抑えています。

でも、多くの患者さんを診てきて実感するのは、最終的には「皮膚のことで悩まない自分になりたい」と強く望んでいるのだということです。

そうであれば、炎症を起こしたところにだけ注目してなんとかするのではなく、「なぜ、私はアトピーに悩まされなければならなかったのか」を考える必要があります。

ほとんどの人が、気づいたときにはアトピーになっていたと思いますが、炎症が起こりはじめた当時から今までの生活を振り返り、**〝皮膚〟の炎症ではなく、〝体内〟の炎症に目を向け、抜本的に見直すことで初めてアトピーとさよならできる**のです。

コルチゾールは体内の火消し役

ここで、体内の炎症を語るうえで外すことができないホルモンの話をしましょう。それが「コルチゾール」です。

コルチゾールは、副腎から分泌されている副腎皮質ホルモン。ちなみに副腎は、その名前から腎臓をサポートするような臓器だと思われがちですが、まったく関係ありません。

副腎は、腎臓と同じように左右に2つあり、腎臓の上にちょこんと乗っかるような形で存在しています。腎臓は泌尿器系の臓器ですが、副腎はホルモンを生産、分泌している内分泌器官です。

副腎から分泌されるコルチゾールの最大の働きは「体内の火消し役」。体内の炎症や、炎症を起こす要素となる火種に対して、いつでも駆けつけて対処してくれるスーパーホルモンなのです。

私たちのクリニックには「副腎疲労外来」があり、多くの患者さんを診ています。現代人は副腎が疲れやすくなっているのです。副腎が疲弊してしまう理由を簡単にいえば、たくさんのコルチゾールを分泌しなければならず、副腎が働きっぱなしの状態になっているから。

コルチゾールは別名「ストレスホルモン」と呼ばれています。太古の昔に飢餓と戦っていたときのように、生死を分けるような重大なストレスはないものの、現代人は感染症をはじめとしたあらゆる疾患、過労、睡眠不足、食品添加物、薬、重金属、アルコールやカフェインなど、さまざまなストレスにさらされ続けています。そのため副腎は休む間もなくコルチゾールを分泌し続けることになるのです。

副腎疲労の状態に陥ると、さまざまな不調が出てきます。

慢性疲労や不眠、うつ症状、イライラや集中力の低下はもちろん、高血圧や糖尿病などの生活習慣病、認知機能の低下、更年期障害、便秘や下痢などの腸のトラブル、白髪や薄毛などの髪トラブル、リウマチから発達障害まで、不調を挙げたら数えきれないほどあります。

アトピーなどのアレルギー症状もそのひとつです。副腎が疲れているかどうかで、アトピーの症状も重さも違ってきます。

なぜ、副腎疲労になるとこのような不調が出てくるのでしょうか。ひと言でいえば、火種（炎症を起こす要素）の数とコルチゾールのバランスが崩れるからです。

炎症が強くなると、副腎は炎症を抑える働きをするコルチゾールの分泌を増やして火消しをします。これで上手に火消しができれば問題ありません。

ところが、炎症が増えてくると、コルチゾールの分泌が不足してきます。火種が増えるほど、コルチゾールをたくさん使わなければならないからです。

当然、コルチゾールが不足すると、アレルギーの症状が抑えきれなくなります。これが、ある日突然、アレルギーを発症したり、アレルギー症状が悪化したりする原因です。

とくにアトピーなどのアレルギー症状は、慢性的な炎症状態といえます。それは常に火が燃え続けているということ。だからコルチゾールが使われ続ける↓コルチゾールが不足する↓アトピーが悪化する、という悪循環に陥ってしまうのです。

副腎の疲れをとり、ケアすることで、コルチゾールが適切に分泌されるようになると、アレルギー症状が改善されることが多いのです。これが、本書で「アトピー改善には火種を消すことが重要」とお話ししている理由です。

ヒスタミンを抑えることができるのはコルチゾールだけ

そして、ヒスタミンを抑えることができるのもコルチゾールです。コルチゾールだけが唯一、ヒスタミンの暴走を止めることができるのです。

ヒスタミンを放出しているのはマスト細胞だと説明しましたね。ヒスタミンが過剰に放出されるということは、マスト細胞もオーバーワークの状態です。そこで、マスト細胞に「いやいや、そんなに仕事しなくていいよ。頑張る必要ないから」と教えてあげているのがコルチゾールというわけです。

ところが、ヒスタミンの材料である食べ物や、ヒスタミンを放出するマスト細胞を刺激してしまう外的な要因がたくさんあれば、それを抑制するためのコルチゾールの仕事が増えてしまいます。その結果、アトピーが治りにくくなるのです。

アトピー性皮膚炎の炎症を抑えるために多くの病院で処方されるのが、ステロイドホルモン（副腎皮質ホルモン）の外用剤です。**ステロイドはコルチゾールをもとにつくられているため、炎症を抑える効果があります。**

アトピーの炎症が進んで体内のコルチゾールが不足してしまうと、もう火消しができません。そうなったら外から補うしかないため、外用薬でコルチゾールを補うのです。

よく、ステロイドをやめるとアトピーが悪化する、リバウンドするといわれます。それは、体の中のコルチゾールが枯渇して炎症を抑えるものがない状態だからです。

つまり、火事は起きているのに、消火する水を止めてしまったからです。

大切なのは、火事が起きているときには適切に火を消し、コルチゾールが枯渇しない状態を保つこと。そのためにコルチゾールを補う必要があれば、きちんと補うことです。


「ステロイド＝悪」と、ネガティブなイメージを持っている人も多くいます。

でも、**ステロイドは悪者ではありません**。ここまでお話ししてきたように、**本来はストレスのもとに駆けつけて炎症を抑えてくれる火消し役**であり、私たちが生きていくうえでなくてはならないものです。

アトピーにおいても、自分の体内にあるコルチゾールで火消しができなくなったら、外用薬の力を借りたほうがいいのです。

そのうえで、コルチゾールが必要以上に分泌しなくていいように、慢性炎症を改善するように生活を整えるのです。

コラム

遺伝子検査のトレンド「SNPs検査」でわかること

SNPs検査では、遺伝子のちょっとした変異を調べるとお話ししました。どんなことがわかるのか、もう少し詳しくご紹介しましょう。

2000もの遺伝子検査結果があるため、ひとつひとつの説明はしませんが、ここでは「ヒスタミン」を例に説明します。

56ページの図の真ん中にあるのが「ヒスタミン」です。ここにある図には、酵素ではなく、遺伝子の名前だけが書いてあります。

酵素と遺伝子の名前はイコールであることが多いものです。たとえば、右上にあるMAOという遺伝子は、酵素の名前もMAO酵素で、副腎から分泌されるカテコラミンというホルモンの分解酵素です。

前に、ヒスタミンを分解する酵素はDAO酵素とHMT酵素の2つがあるとご紹介しましたが、この２つの酵素は、遺伝子の名前がイコールではありません。

ＤＡＯ酵素の遺伝子は、図でいうとヒスタミンの上のほうにあるＡＢＰ１です。ＨＭＴ酵素の遺伝子は、ヒスタミンの右上のほうにあるＨＮＭＴです。ＡＢＰ１という遺伝子がＤＡＯ酵素をつくり、ＨＮＭＴという遺伝子がＨＭＴ酵素をつくります。この**ＡＢＰ１とＨＮＭＴの遺伝子にちょっとした変異がある人が、遺伝的にヒスタミンを分解しにくい人**ということになります。

ちなみにＡＢＰ１ではなく、ＤＡＯという名前の別の遺伝子もあります。

少しややこしい話になってしまいましたが、この図の「↓」マークになっているところは、「刺激」を意味し、「⊥」マークになっているところは、「抑制」を意味します。

ヒスタミンの左上のほうを見てください。「コルチゾール」とあるのがわかりますか。コルチゾールからヒスタミンに向かって「⊥」マークが伸びています。ヒスタミンに対して「⊥」マークがあるのはコルチゾールだけ。したがって、コルチゾールだけがヒスタミンを抑制できるということになります。

ヒスタミンと遺伝子の関係

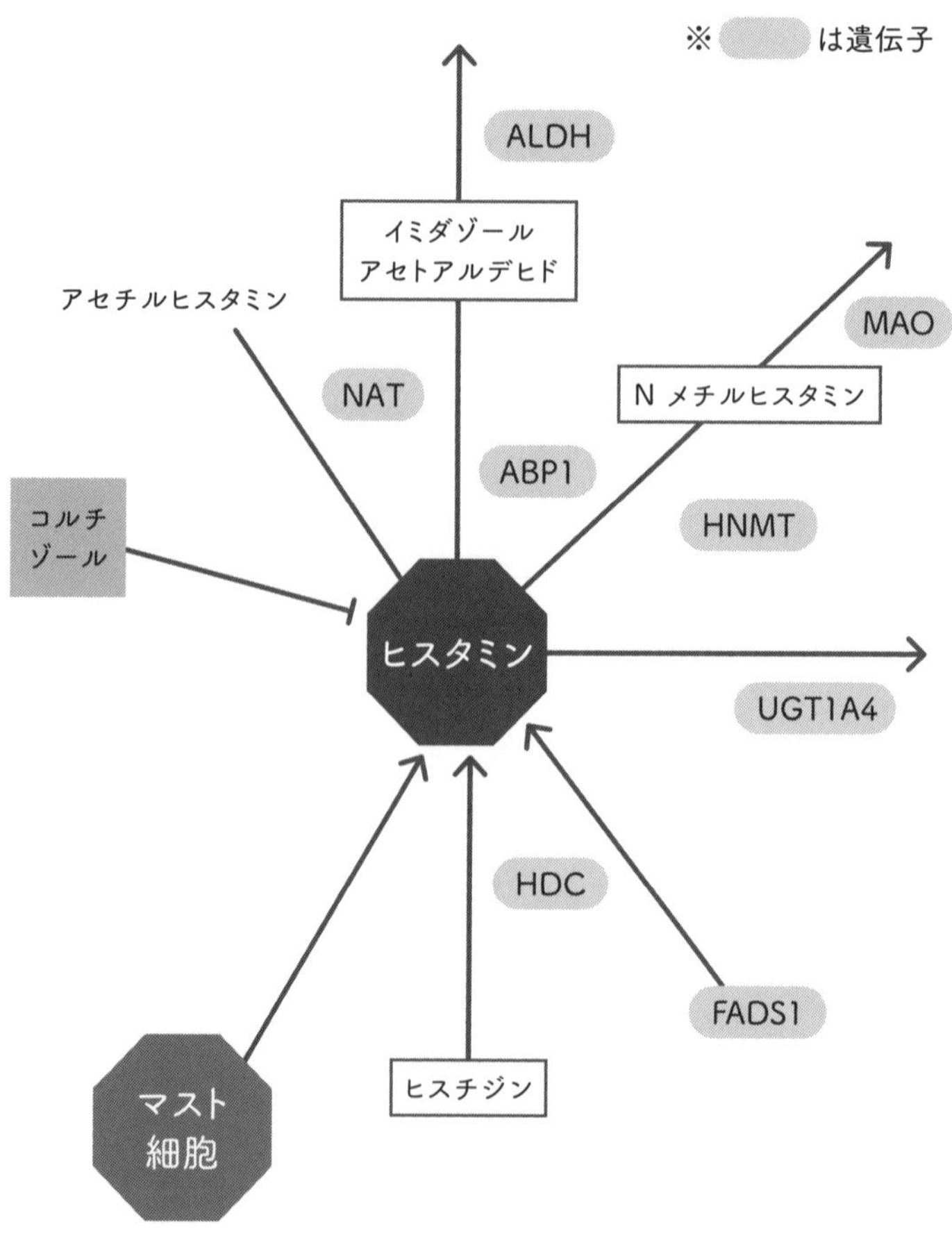

第2章

まずは、火元を消す！アトピーを「治す食事術」

――ヒスタミンを増やす食、抑える食

ヒスタミンを増やす食品を控える

火種を減らすために最も簡単にできること。それがヒスタミンを体内に増やさない食事です。

まずは高ヒスタミン食材、ヒスタミンの遊離を促す食品をなるべく避けることです。

代表的な食品としては、以下のようなものがあります。

高ヒスタミン食品

チョコレート、醸造酒（ワイン、シャンパン、ビール）、日にちがたった肉・魚（熟成肉や干物も含む）、青魚、卵、ソーセージ、ウインナー、ベーコン、ハム、トマト、ほうれん草、ナス、アボカド、ヨーグルト、チーズ、牛乳、ナッツ、ドライフルーツなど。

ヒスタミン遊離を促す食品

卵、バナナ、いちご、パパイヤ、キウイ、マンゴー、パイナップル、チョコレート、トマト、ほうれん草、ナス、アボカド、貝類、ナッツ、スパイスなど。

アボカド、トマト、パパイヤ、マンゴーなどは、「南米の呪い」といわれるほど、ヒスタミンが遊離しやすい（結果的にヒスタミン分泌を促す）食材です。トマトでかゆくなる人はとても多いのです。

もともと日本にある野菜や果物は心配ないことが多いのですが、それ以外の野菜は、日本人に合わない可能性があります。

お子さんがチョコレートを食べてかゆくなるケースも多く、大人ではワイン（とくに赤ワイン）とチーズの組み合わせでもかゆくなることが多いようです。

これらの食材がよく食べられてしまうのは、パッと見で体によさそうなものが多いからです。

「朝食にパンとコーヒー」が体にあまりよくないのはわかっていても、「ウインナーやハムと目玉焼き、トマトにヨーグルト」の朝食がアトピーをつくりあげるということを知っている人がどれだけいるでしょうか。

アトピーの患者さんに卵を避けてもらうと、かゆみが治まる効果が高いと実感しています。

卵自体が高ヒスタミン食であるのに加えて、ヒスタミン遊離作用も持っているため、最初はしっかりやめてもらいます。

「症状がよくなってくれば、週に1〜2回食べてもいいですよ」とお話ししています。後述しますが、夫で副院長の本間龍介はアレルギー体質で、重度のアトピー性皮膚炎だったため、ここ15年ほど、ほぼ卵を食べていません。

卵はさまざまな食品に含まれているため、完全にやめるのは難しいという人もいます。

まずはオムライスや卵焼きなど、卵そのものを食べるような食事だけでも避けてみてください。

なぜ、その食べ物のアレルギーはないのにアレルギー症状が出るのか

遺伝的にヒスタミンが分解しづらいヒスタミンタイプの場合、ヒスタミンが多い食べ物を食べると「口がチリチリする」「舌が腫れる感じ」「のどがかゆい」「呼吸が苦しい」「皮膚がかゆい」「目がかゆい」「下痢」「頭痛」などの症状が出やすいものです。

これらの症状が出る人のなかには、ＩｇＥタイプの食物アレルギーの場合もあります。

ＩｇＥタイプの食物アレルギーとは、原因となるアレルギー物質が入ると体内でＩｇＥ抗体が過剰につくられるために起こります。それがマスト細胞を刺激し、ヒスタミンが放出されるのです。

これに対して、**「ヒスタミン不耐症」**と呼ばれるものもあります。

高ヒスタミン食や、ヒスタミンが遊離されやすい食品を食べた際に、食事に含まれ

るヒスタミンが分解されないことで、同じような症状を起こします。

それどころか、ヒスタミン不耐症ではヒスタミン含有量がそれほど高くない食品でも、症状が出ることがあります。ただし、ＩｇＥ抗体が影響しているわけではないので、食物アレルギーとは区別されます。


どちらも結果としてヒスタミンが過剰に増えるということが共通点です。

とくにヒスタミン不耐症の人は、最初にお話しした遺伝的にヒスタミンが分解しづらい人に多く、それによってアレルギーと同じくらいのレベルまでヒスタミンが体内に増えてしまうため、アレルギー反応が起こるのです。


たとえば、サバを食べてアレルギー症状が出たとします。

サバ・アレルギーだと思って血液検査したところ、アレルギーではなかったという場合。考えられるのは、その人がヒスタミンを分解しづらいタイプで、高ヒスタミン食であるサバを食べて体内にヒスタミンを増やしてしまった、そのためアレルギー反応が起きた、という可能性が大です。

遺伝的なヒスタミンタイプなのか、ヒスタミンが多い食事を食べたことによるヒスタミン不耐症なのか、見分けるのは難しいものです。

ただ、ヒスタミンタイプの人は、もともと高ヒスタミン食が嫌いだったり、あまり食べたがらなかったりすることが多いものです。

本能的に避けているのかもしれません。ですから、**高ヒスタミン食が苦手な人は、遺伝的なヒスタミンタイプである可能性が高い**でしょう。

先ほどもお伝えしたように、高ヒスタミン食は一見、健康によさそうなものが多いので、子どものころから家庭で食べさせられていることが多いものです。そうなると遺伝的なヒスタミンタイプではなくても、ヒスタミン過剰になります。

家庭での「私は毎朝ヨーグルトを食べるようにしている」だとか、「卵は必ず一日1個」などの食習慣によって、結果的にアトピーをつくりあげていきます。こういう生活を繰り返していると、自分が調子を崩しているかどうかもわからなくなってくるのです。

遺伝的なヒスタミンタイプなのか、食生活による後天的なものなのかは、正直なところ、検査をしないとわかりません。

大切なのは、「体の声を聞く」こと。高ヒスタミン食を避けるなどして、体の調子がよくなっている人は「体の声」はほぼ合っていると思っていいでしょう。

調子が悪い人ほど、体に悪いものを欲してしまうことがありますが、調子がよくなると、体に悪いものは自然に避けることができるようになります。

発酵食品や加工食品を控える

高ヒスタミン食のなかにヨーグルトがありましたね。ヨーグルト以外にも、キムチや漬物、お酢などの**発酵食品全般は、ヒスタミンが高い食事**なので避けましょう。

基本的に**日にちがたつほどうま味になるものは、高ヒスタミン食**だと覚えておきましょう。

強調してお話しする理由は、「発酵食品＝体にいい」と思っている人がほとんどだからです。健康のためにと、毎日食べるようにしている人さえいます。

誤解のないようにいうと、健康で、腸の調子もよく、ヒスタミンタイプでない人にとっては、発酵食品はヘルシー食です。

腸を整えるために発酵食品をとっている人は多いと思いますが、ヒスタミンタイプの人が発酵食品をとると、逆効果になることがあります。食べるなら、体調が良くなったときに少しずつ、にしましょう。

さらに腸の調子が悪い人が発酵食品をとると、このあとお話しする腸内のカビを増やすことになります。下痢や便秘をくりかえしている人は、発酵食品は避けてください。

加工食品も同様です。

ヒスタミンが多く含まれているソーセージやハムなどの肉の加工食品はもちろん、マグロの漬けやサバのみりん干し、かまぼこなどの魚の**加工食品も高ヒスタミン食**です。

また、加工食品で問題なのが、食品添加物が多く使われていること。食品添加物はヒスタミンの遊離を促します。

なかでも、問題なのがグルタミン酸と呼ばれるもの。

グルタミン酸はうま味成分で、トマト、昆布などの天然の食材や、チーズ、しょうゆやみそなどの発酵食品にも存在します。

グルタミン酸を調味料として使いやすくしたものに、グルタミン酸ナトリウムがあります。よく、加工食品の成分表示に「うま味調味料」と書いてありますが、これがグルタミン酸ナトリウムです。中華料理やラーメンなどに大量に使われています。

ヒスタミンタイプの人はグルタミン酸にも敏感です。それが天然だろうと化学調味料であろうと、ヒスタミンタイプの人がグルタミン酸をとると、ヒスタミンを暴走させやすいのです。

本来、グルタミン酸は神経興奮作用があり、適切に働けば脳を刺激し、頭が冴えるものです。健康な人がグルタミン酸をとることはプラスに働きます。朝からお味噌汁（グルタミン酸が多い）を飲めば、その日一日は元気に頑張れるのです。ところがヒスタミンタイプには向きません。

ただし、現代人は加工食品過多、食品添加物過多の状態ですので、ヒスタミンタイプではなくても、「うま味調味料」としてのグルタミン酸ナトリウムをとりすぎる傾向があります。

グルタミン酸は、このあとご説明する「腸の粘膜」も傷つけます。いずれにしても、なるべく避けることをおすすめします。

ヒスタミンを出さない生活や体づくりをしていくと、相乗効果を得られることがあります。

どういうことかというと、ヒスタミンを出さない食事や生活をしていくうちに、自然に第1章でお話しした「副腎疲労」の治療になっていくのです。考えてみればもっともなことで、ヒスタミンを出さなければ、副腎からコルチゾールが過剰分泌されずに済み、結果として副腎が疲弊しないからです。

もしかしたら副腎疲労はヒスタミン疲労と言い換えてもいいのかもしれません。

私たちはよく患者さんに、「副腎疲労の治療より、アトピーの治療のほうが簡単だよ」といっています。

副腎疲労は全身、さまざまな症状があるのに対して、アトピーの症状は基本的に皮膚のみです。副腎疲労が起きたことでアトピーの症状が突出して起きたのか、副腎疲労とは直接関係なく、アトピーが起きたのかは人それぞれです。ただ、副腎疲労の一部分として片づけてしまうには、ヒスタミンの過剰分泌が起こす問題は大きいといえるでしょう。

おおもとの火事の原因・腸から治す

火種を消す基本中の基本が、腸を整えることです。

「はじめに」でチェックしていただいたように、アトピー体質の人に共通して見られる症状が腸トラブルです。下痢や便秘など、お腹の調子が悪い人が多いのです。

アトピーの患者さんは、なぜ腸にトラブルがあるのか。なぜ、おおもとの火事の原因は腸といえるのか。

ちょっと専門的な話になりますので、その理由を詳しく説明する前に、簡単に図示しておきましょう。

次ページの図のように、腸の粘膜を荒らす食事が原因で腸の粘膜が傷つくと、細胞と細胞をつなぐ接着剤（タイトジャンクション）がゆるみ、体にいいものも悪いものも素通り状態。本来なら、吸収されないはずの有害物質（細菌やウイルスなどの異物や毒素）をすんなり中に通してしまうのです。

それが血流にのって体じゅうを回り、皮膚に炎症を起こしたのがアトピーというわけです。

いわゆる「アトピー肌」と呼ばれる荒れた皮膚は、皮膚の細胞のタイトジャンクションがゆるんで異物が侵入しやすくなっている状態です。これが腸の粘膜に起きているといえば、わかりやすいでしょうか。

腸が原因でアトピーを発症するしくみ

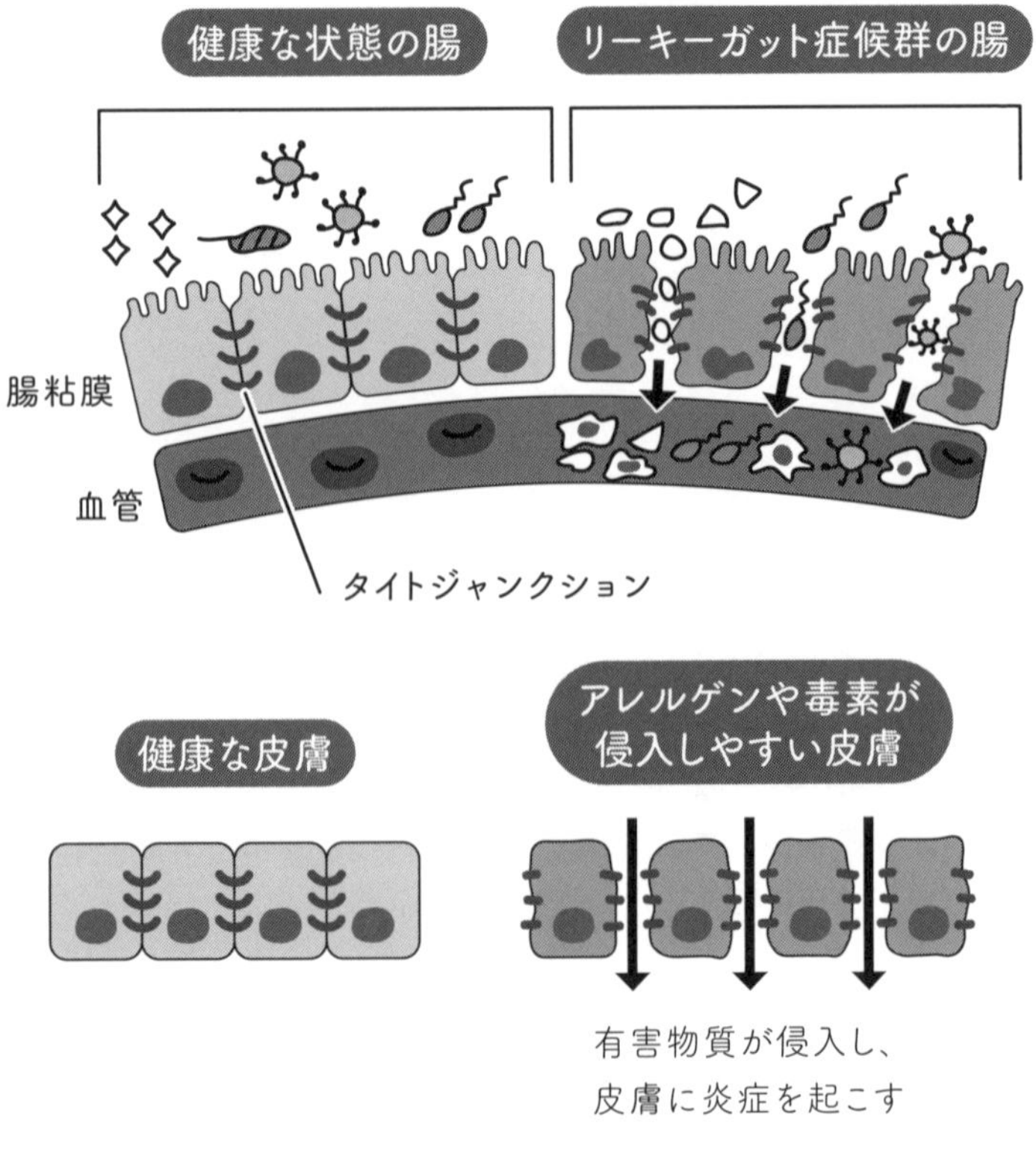

健康な状態の腸

リーキーガット症候群の腸

腸粘膜

血管

タイトジャンクション

健康な皮膚

アレルゲンや毒素が
侵入しやすい皮膚

有害物質が侵入し、
皮膚に炎症を起こす

食事などが原因で腸の粘膜が炎症を起こすと、タイトジャンクション（細胞同士の接着剤）がゆるみ、有害物質を通してしまう。それが血流にのって皮膚へ。皮膚のバリア機能のタイトジャンクションがゆるむと、皮膚に炎症を引き起こす。

ここで、腸の状態が悪いと皮膚の状態も悪くなるプロセスを、もう少し詳しく説明していきましょう。

腸の状態をよくすることは、アトピー治療において非常に重要です。

健康な状態の腸の粘膜は、体に悪いものが入ってきても、腸の細胞と細胞の間がしっかり閉まっていて、粘膜でブロックし、栄養素などの必要なものだけを吸収します。

しっかり閉じるためには、「タイトジャンクション」が細胞同士の接着剤として、しっかりと働いています。

このタイトジャンクションをオープンにするのが、「ゾヌリン」という物質です。

ゾヌリンは食べ物を食べると分泌されるもので、悪いものではありません。正常な状態では、食べ物が入るとゾヌリンが分泌され、ゲート（＝タイトジャンクション）を開いて、栄養素などの必要な成分を血管から細胞の中に届けます。

ゾヌリンはいってみれば、ゲート（＝タイトジャンクション）を開けるチャイムのような役目です。

問題なのは、ゾヌリンが必要以上に増殖してしまうこと。

ゾヌリンが増えると、「ピンポン♪ピンポン♪」と猛烈にゲートのチャイムが鳴らされ続けることになり、結果としてすべてのゲートを開けてしまうことになります。

すると栄養素だけでなく、重金属やカビ毒、化学物質などの毒素や未消化の食べ物（有害物質）が腸内の細胞にどんどん入ってきてしまうのです。

ゾヌリンを大量に分泌させてしまうのが、ほかならぬ「グルテン」です。

グルテンとは、パスタやうどん、ラーメンなどの麺類やパン、ケーキなどに含まれる小麦たんぱく質のこと。このグルテンは、腸の炎症を引き起こす毒となるのです。

ゾヌリンは、グルテンを構成するグリアジンによって分泌されます。ですからパンやパスタなど、グルテンを毎日とり続けているような食生活を送っていると、タイトジャンクションは常に開きっぱなしの状態になるのです。

そうなると、どうなるでしょうか。

腸の粘膜の炎症が進んで損傷が起き、腸管壁に穴が開いて、腸もれを起こします。

これが**「リーキーガット（腸もれ症候群）」**です。

腸の炎症によって腸もれが起きると、細胞内に入り込んだ毒素や異物は全身をめぐり、それが脳に入り込んで炎症を起こしてリーキーブレイン（脳もれ）に、皮膚に入り込んで炎症を起こしリーキースキン（皮膚もれ）になります。この**リーキースキンが、アトピー性皮膚炎にもつながる**のです。

小麦の毒性が強い、これだけの理由

小麦がなぜ腸を荒らしてアレルギー症状を起こすのか、大きな原因を説明しましたが、実はそれだけではなく、さまざまな原因が絡み合っています。小麦には、複数の悪影響のラインが存在します。それだけ小麦の毒性は強いのです。

たとえば、**グルテンはヒスタミンも刺激します**。また、このあとお話しする**マイコトキシンというカビ毒も、小麦食品に多く含まれています**。

ヒスタミンを分解する酵素であるＤＡＯ酵素は、全身のなかでもとくに腸管に多く存在します。

腸が健全な場合は、ヒスタミンが含有されている食べ物をとると、小腸でＤＡＯ酵素がつくられ、そこで適切にヒスタミンが分解されて腎臓で濾され、尿として排泄されます。

ところが、リーキーガットになっていたり、腸内環境が悪くなっていたりすると、ＤＡＯ酵素がつくられません。

あるいは、炎症がたくさんあると、ヒスタミンの量が増えすぎて、分解しきれずにヒスタミンが溜まり、その結果、アレルギーが悪化します。

さらに、腸内フローラには、クロストリジウムという菌が存在します。

クロストリジウムにはいくつも種類があり、善玉菌も悪玉菌もありますが、悪玉菌のクロストリジウムは、カテコラミンの分解を阻害します。

カテコラミンとは、ドーパミン、アドレナリン、ノルアドレナリンなどの〝戦うホルモン〟の総称です。カテコラミンは、小麦などによって腸内環境が悪化したときに、過剰に分泌されます。

カテコラミンを分解する酵素は、MAO酵素というものです（遺伝子名も同じMAOです）。

アトピーなどアレルギー症状がある人は、MAO酵素にも脆弱性（ぜいじゃくせい）があり、カテコラミンを分解しづらくなります。

また、このMAO酵素は、ヒスタミンの分解にも関わっています。

アレルギーなど体に炎症がある人は、カテコラミンが過剰になりがちです。カテコラミン＝戦うホルモンですから、かゆみが増したり、イライラしたり、キレやすくなったりします。

アトピーの人はかゆみからイライラしたり、逆にイライラするとかゆみが増したりしますが、これはカテコラミンの作用の可能性が高いからかもしれません。

少しややこしいのですが、アトピーで、なおかつ腸の状態がよくない人が高ヒスタミン食を食べたときの例で説明しましょう。

高ヒスタミン食を食べる→ヒスタミンの分解が滞り、ヒスタミンが渋滞を起こす→腸内環境が悪く、カテコラミンが分解されず渋滞を起こす→カテコラミンを分解するMAO酵素がたくさん仕事をしなければならなくなる→ヒスタミンの分解まで手が回らなくなる→ヒスタミンの分解が滞り、ヒスタミンがさらに増えて大渋滞になる、という負のスパイラルに陥ることになります。

つまり、便秘や下痢など腸内環境が悪いと、アトピーは改善しにくいといえるのです。これが、アトピーの人はお腹がいい状態であるべき、と強調してお話しする理由です。

この「2つのフリー」だけで、かゆみは半減！

グルテンに加えて避けてほしいのがカゼインです。

カゼインは、乳に含まれるたんぱく質です。牛乳、チーズ、ヨーグルトなどの乳製品に含まれています。

ここに挙げた食材名を見て、ピンときた方もいるかもしれません。

そう、乳製品は同時に、高ヒスタミン食品でもあります。

カゼインもグルテンと同様に腸の粘膜を荒らし、腸内環境を悪化させます。

とくにヒスタミンタイプの人がカゼインをとると、アトピー性皮膚炎だけでなく、花粉症やめまいなどを引き起こす危険性があります。

お腹にいいからと、毎日せっせとヨーグルトを食べているのは逆効果。また、小学生のお子さんの多くが、給食で毎日牛乳を飲んでいるのも問題です。できれば学校に相談して牛乳は避けていただきたいのですが、少なくとも家庭では乳製品を避けるようにしてみてください。

カゼインには「カソモルフィン」といって、麻薬のような強い中毒作用があり、とり続けるともっととりたくなることがあります。

毎日、ヨーグルトや牛乳がやめられない人、チーズが大好きだという人は、体内に問題を抱えているケースが多いのです。

クリニックでのアトピーの患者さんにグルテンフリー・カゼインフリーをお願いすると、少なくともかゆみは半減します。

皮膚の見た目はすぐには変わりませんが、かゆみが減るだけでも、どれだけ楽になることか。

まずは3週間やめてみることをおすすめします。

やめてみると、体調がよくなることがわかるはずです。もともと小麦や乳製品にアレルギーがある方はさておき、多くの人は、自分が小麦や乳製品に弱いとは知らずに食べ続けています。

3週間抜いて体調がよくなって初めて、不快症状があったときとの体調の違いに気づき、自分が小麦や乳製品に弱かったのだと気づくのです。

「人は食べたものでできている」という感覚を、まだ多くの人はもっていません。

とくに小麦に関して、突然すべての小麦をやめるのは無理、という人もいるでしょう。まずは「わかりやすい大きな小麦」からやめてみましょう。

パン、ラーメン、うどん、そば（十割そばはＯＫ）、ケーキ、クッキーなどからやめるのです。

下味につける小麦粉や、揚げ物の衣や餃子（たまに一人前食べるくらいならＯＫ）はよしとして、「グルテンの総量」で考えるようにしてください。

もちろん食べた量にもよりますが、総量が減れば確実にかゆみは減るでしょう。

ちなみに夫の龍介は、遺伝子検査によって小麦にもっとも弱い体質であることがわかっています。

小麦を食べたあとにすぐ体調不良を感じます。ですから、現在はほぼグルテンフリーを実践しています。

以前は餃子くらいならと思って食べていたのですが、グルテンをやめたことで体調がすっかりよくなり、餃子を食べるとすぐに調子が悪くなることがわかって、やめました。

調子がいい状態が続いていると、調子が悪くなったときにわかりやすいのです。

いくら体にいいものをとり入れようとしても、そもそもお腹にトラブルがあれば、腸から栄養を十分に吸収することができません。

せっかくとったいい食事を生かすためにも、まずは腸の炎症をなくして、腸を整えることを第一にしてください。

お腹のカビの餌になるものをやめる

クリニックの患者さんには、腸のトラブルを防ぐという意味で、グルテンフリー（小麦製品をやめる）、カゼインフリー（乳製品をやめる）に加えて、シュガーフリー（糖質、とくに甘いものをやめる）もおすすめしています。

先ほど、小腸に炎症があるとヒスタミンを分解するＤＡＯ酵素がつくられないため、いかに腸をいい状態にするかが重要であるとお伝えしました。

糖質も、腸内環境を悪化させ、腸内トラブルの引き金になります。

腸内環境が悪い人は、カンジダというカビの一種が腸に繁殖します。

カンジダそのものは常在菌であるため、腸内細菌のバランスがよければ悪さをしません。でも、甘いものが好きな人は、カンジダが繁殖している可能性が大です。

なぜなら、スイーツや糖質はカビの大好物だからです。

甘いものを減らせば、カンジダの餌が減ることにつながります。するとカンジダの繁殖が抑えられ、結果的に腸の吸収力がアップし、調子がよくなります。

食事をとると、それほど食べていないのにお腹が張ったり、やたらとガスが出たりする人はいませんか。これも、カビや菌の増殖が原因です。

最近、大人にも子どもにも増えているのが**ＳＩＢＯ（シーボ。小腸内細菌増殖症）**

です。小腸の菌が異常に増殖してしまうことで起こる病気です。

小腸には本来、栄養を吸収する働きがあります。

ところが小腸の機能が低下すると、栄養は吸収されないまま大腸へ運ばれてしまいます。だから大腸では、栄養が含まれる食べ物が運ばれてくることになり、大腸の菌がどんどん増殖していくのです。そして収まりきらなくなって小腸に流出していき、小腸内に細菌が増殖し、SIBOになるというわけです。

ヒスタミンを分解してくれるDAO酵素はとくに腸管に多く存在するとお話ししましたが、SIBOがあるとDAO酵素もつくられにくくなります。

このため、SIBOのある人は、ヒスタミンが分解されずアトピーをはじめとしたさまざまな症状に悩まされることがあるのです。


菓子パンやチョコレート、甘いジュース、うどんやラーメンやパスタをよく口にしている人は要注意！

知らないうちに腸内のカビや菌を増やし、腸の粘膜を傷つけてしまっているかもしれません。

おまけにこれらの食品は、ここまでお話ししてきたグルテンやヒスタミンも含まれていますから、ダブルパンチどころかトリプルパンチです。

これ以上、菌を増やさないためにできることは、甘いものや糖質、グルテンの摂取を減らすこと。

また、先ほどもちょっと触れましたが、**SIBOの人に発酵食品は逆効果です**。

お腹の調子が悪いからこそ、ヨーグルトで乳酸菌をとったり、発酵食品をとったり、食物繊維の多い食材をとったりしがちです。

でも、ＳＩＢＯが落ち着くまでは、このような食品をとると逆にカビや菌を増やすことになり、ますますお腹が張ってしまいます。

まずは腸の粘膜を整えて腸内環境をよくすることが先決。

体にいいものを取り入れるのは、お腹の調子がよくなってからにしましょう。

「洋食→和食」にすれば実践しやすい

「このままでは食べるものがなくなります」
「何を食べたらいいのかわかりません」
グルテンフリー、カゼインフリー、シュガーフリーのお話をすると、このようにいわれることもよくあります。

でも、難しく考える必要はありません。大雑把（おおざっぱ）な言い方になりますが、**和食にすれば、大筋はうまくいきます。**

「ごはんに合うものを食べる」というイメージで十分でしょう。

パスタやパン、ピザが大好きな欧米人よりはよほどやりやすいと思います。和食なら、肉も魚も野菜も食べていいのですから。

米＝糖質だから食べないほうがいいのでは？　という質問を受けることがあります

が、山盛りのごはんを毎食食べるわけではないでしょうから、それほど心配はいりません。

それよりもグルテンやカゼインの毒性を抜くことのメリットのほうが大きく、その効果は計り知れません。

パン食をなるべく米食に、乳製品は豆乳製品に置き換え、カルシウムは牛乳ではなく小魚に。

ただ、和食でも、納豆や漬物などの発酵食品、青魚の干物などは、ヒスタミンが高いという点だけ注意してください。

お子さんの場合、おやつはどうするかといった問題があります。子どもが「甘いものを食べたい」ということもあるでしょう。

わが家にも子どもが２人いますが、長男は遺伝的なヒスタミンタイプです。

わが家でおやつとして食べるのは、干し芋やコーンチップ、ココナッツチップ、アミノ酸などの食品添加物が少ないおせんべいなどです。

アミノ酸というのは、先ほどお話ししたグルタミン酸ナトリウムを含むうま味成分のことを指します。

ちなみにアミノ酸が添加されていないおせんべいを探すのはひと苦労で、近くのスーパーで探したところ、アミノ酸が入っていないおせんべいは一種類しかありませんでした。おせんべいも基本は糖質ですが、おやつに少し食べる程度なら問題ないでしょう。

グルテンフリーのパンケーキミックスでパンケーキをつくることもあります。

暑い日は、たまにシャーベットも食べています。甘いですが、ほとんどが水分ですから、牛乳が入ったアイスクリームよりはずっといいです。

アイスクリームを食べたいときは、豆乳のアイスにしています。

子どもの場合、大人と違ってある程度の糖質は必要なので、おやつも楽しみながらとりましょう。

なお、健康で腸の調子もよく、アレルギーもなく、何も問題がない人なら、どうぞ小麦も乳製品も甘いものも食べてください。

誤解されがちですが、すべての方にこの方法をおすすめしているわけではありません。

ただ、アトピーや疲労感などの不調で悩んでいるなら、やってみる価値はあります。

たとえば、「高ヒスタミン食だからトマトを控えたほうがいい」ということは、ヒスタミン分解酵素にトラブルがある人や、アトピーで悩んでいる人に対してお話ししています。

高ヒスタミン食を食べても、なんの反応もしない元気な人はそれでいいのです。全員に効果のある食生活は基本的にはないと思っています。それでも実践することで効果が見えてくる人がたくさんいることも事実です。

さらにいえば、健康な人でも、食事を見直すと今まで以上にパフォーマンスが上がり、体調がよくなることが実感できると思います。アトピーがある人ならなおのこと、その変化を感じることができるでしょう。

悪い油をやめて、いい油をとる

アトピーの人にとって、油はとても重要です。

〝皮脂〟という言葉もあるように、皮膚の表面は油で覆われています。また、細胞膜は油でできているため、悪い油があれば炎症が起きやすく、細胞膜は硬くなりやすいのです。

一人の人間の細胞の数は37兆個（かつては60兆個ともいわれていました）もあります。そのすべての膜が油なのですから、重要でないわけがありません。

実は細胞膜はできあがればそれで終わり、ということではなく、膜の中の油が常に動いています。つまり、流動性があるのです。

でも細胞膜がガチガチに硬くなると流動性がなくなるため、毒素は出しにくくなり、いい油は入りにくくなります。

アレルギーはマスト細胞がヒスタミンを過剰に放出することで起こることはお話しした通りです。

ヒスタミンが放出されるのも細胞膜。悪い油をとっていれば症状は悪化し、質のいい油をとっていれば症状が軽減されます。

そして**細胞膜が硬くなるということは、ゆくゆくは皮膚も硬くなる**ということになります。

先ほど、皮膚と脳の発生由来が同じだとお話ししましたが、皮膚が硬くなれば、脳も硬くなります。

細胞膜がやわらかでしなやかであれば、毒素も排出しやすく、いい油も入りやすく、脳が活性化しやすくなるのです。

実は脳も、水分以外では約60%が脂質で構成されています。良質な油をとることは、脳にとっても大切なことなのです。

なるべくとらないほうがいい油は、マーガリンやケーキやクッキー、スナック菓子やパンなどに含まれているショートニング、マヨネーズ、揚げ物の油などです。これらには、体に悪影響を及ぼすトランス脂肪酸が含まれています。できるだけ避けたほうがいいでしょう。

これに対して**摂取したほうがいい油は、フィッシュオイル（魚油）。オメガ3系と呼ばれる不飽和脂肪酸**です。

不飽和脂肪酸は、私たちの体内では合成することができず、必須脂肪酸と呼ばれています。オメガ3系の不飽和脂肪酸には抗炎症作用があります。粘膜を整える作用もあるため、リーキーガットなど荒れた腸の炎症を鎮めるにも有効です。

イワシ、サンマ、サバ、アジなどの青魚に多く含まれるＤＨＡやＥＰＡなどのフィッシュオイルのほか、亜麻仁（あまに）油、エゴマ油、シソ油などに含まれるα（アルファ）-リノレン酸もオメガ3系の脂肪酸です。

先ほども触れたように、アレルギーは細胞膜で起こる反応ですが、ＥＰＡには細胞膜を安定させる作用があるため、アレルギーを防ぐ働きがあります。

アトピーの人にフィッシュオイルは必須ですが、青魚は高ヒスタミン食品なので、食べる際には注意が必要です。そのため、オメガ3系脂肪酸のサプリメントをとる選択肢もあります。

美肌再生に不可欠なビタミン・ミネラルをとる

肌の再生にはビタミン・ミネラルも非常に重要です。どのようなものがあるか説明していきましょう。

●亜鉛

アトピーの患者さんには、亜鉛不足の方がとても多いのです。

アトピーに亜鉛は必須です。亜鉛は皮膚の再生や新陳代謝に欠かせない栄養素だからです。

亜鉛の効果は昔からよく知られていました。子どもが水疱瘡（みずぼうそう）にかかったとき、白い外用薬が処方されることがありますね。これは亜鉛華軟膏（あえんかなんこう）といって、亜鉛が含まれているもの。水疱瘡の炎症で傷んだ皮膚を修復させる作用があります。

口から腸、肛門までを1本のホースだと考えてみてください。ホースの内側は、体の中にあるように見えて、実は体の外側です。

腸の粘膜も上皮であり、皮膚の一部であるといえます。ですから、亜鉛をとることで炎症を起こした腸の上皮も再生させることが期待できるのです。

また、亜鉛は免疫機能を維持するほか、タンパク質やDNAの合成にも関係しています。さらに、第3章で説明する有害物質の毒性を抑え、排泄させるなどのデトックス効果もあります。

亜鉛はあさり、はまぐり、牡蠣（かき）などの魚介類や有機野菜に豊富に含まれています。昔から魚介類を多くとってきた日本人には亜鉛不足は少なかったのですが、現代人には圧倒的に不足している栄養素です。

とくに成長期のお子さんは大量に亜鉛を消費するので、常に不足しがちです。

よくいわれるお子さんの成長痛は、亜鉛不足のサインです。夜中に「足が痛い」といって、朝起きると治っているこの症状。親は「きっと背が伸びているのね」と思ってしまいますが、実は亜鉛が足りていないのです。

インスタント食品やレトルト食品などの加工食品を食べる人は要注意。食品を加工する過程で亜鉛は失われてしまうため、加工食品にはほとんど亜鉛が含まれていません。

亜鉛が欠乏しているかどうかを簡単にチェックする方法があります。それは、爪を見ること。爪に白い斑点がある人は亜鉛不足の可能性があります。

また、亜鉛が不足すると、味覚障害を招きます。ひどい場合は、食品を口にしても何も味がなく、砂を噛(か)んでいるように感じる人もいます。意識してとるようにしましょう。

●ビタミンB群

ヒスタミンを唯一抑制できる「コルチゾール」を産生する過程で、大量に消費されるのがビタミンB群。つまり、コルチゾールの産生にはビタミンB群が必要であり、ひいてはヒスタミンの抑制にも必要、というわけです。

また、このあとお話しする肝臓の解毒(げどく)にもビタミンB群は使われます。

ビタミンB群は脳、筋肉、骨、神経など体中のあちこちで必要とされる栄養素です。水溶性のビタミンで失われやすいため、毎食こまめに食べるように心がけましょう。

ビタミンB群は「群」という名前のとおり、ビタミンB_1（チアミン）、ビタミンB_2（リボフラビン）、ナイアシン、ビタミンB_5（パントテン酸）、ビタミンB_6（ピリドキシン）、ビタミンB_{12}（コバラミン）、葉酸、ビオチンの8種類があります。それぞれが相互に作用しているため、どれか1つだけをピンポイントでとるのではなく、「ビタミンB群」としてとる必要があります。

ビタミンB群が多く含まれている食べ物には、豚肉、みそ、レバー、全粒(ぜんりゅう)の穀物などがあります。

デトックス食材を料理に使う

アトピーの人は体に毒素やフリーラジカルをためこんでいる人が多く、この毒素を出してあげる必要があります。

解毒については第3章でもご紹介しますが、手っ取り早く食材でデトックスできるものを紹介しておきましょう。

パセリ、ミント、パクチー、バジルなどの香味野菜やハーブ類、ウコン（ターメリック）、クミン、ペッパーなどのスパイス類。そしてネギ、ショウガ、シソ、ミョウガなどの薬味、ニンニク、玉ネギなどは頼もしいデトックス食材です。

解毒の回路をうまく回すのに必要なのが、硫黄（いおう）成分（イオウ化合物）です。硫黄成分には独特のツンとした香りがあります。ニンニクやニラ、玉ネギなどのほか、大根やわさび、キャベツ、長ネギ、アサツキ、らっきょうなどにも含まれています。

ローズマリーやオレガノ、コリアンダー、クルクミン、セージ、タイム、ブラックペッパー、ローリエ、シナモンなど、ハーブ類やスパイス類のなかには日本の家庭ではあまりなじみのないものもありますが、解毒作用が高く、おすすめです。

クルクミンには腸の炎症を改善する作用があり、ショウガやニンニクなどの香味野菜には、カンジダなどのカビを減らす作用もあります。

ちなみにショウガやニンニク、わさびにはチューブタイプのものがありますが、これはＮＧ。原材料表示を見ればわかりますが、多くの食品添加物が入っています。

わが家では、デトックス食材をスープに入れたり、インドカレーに入れたりしてよく食べています。

お子さんがいる家庭でも、カレーにすると食べやすいですよ。カレーの場合、市販のカレールーにはグルテンが含まれていますから注意が必要です。

カレーパウダーやターメリック、ガラムマサラを使ってサラサラのスープのようなカレーにしたり、ひき肉を入れて玉ネギのみじん切りやハーブ、スパイス類を加えてキーマカレーにしたりするのもおいしいです。

チキンライスにパクチーなどの香草をたっぷりのせて、朝から食べることもあります。

そもそもハーブやスパイス類は、インドやタイなど、食品が腐りやすい赤道付近の国の生活の知恵でした。

日にちがたったものや腐りやすいものは、ヒスチジンが酵素の働きでヒスタミンになります。そのため、高温多湿の地では、ハーブやスパイス類が使われていたのです。

もちろん日本は赤道付近の国とは気候も環境も違いますし、腐りやすいものを食べているわけではありません。

その代わり、加工食品などから食品添加物を口にすることが増えているために、食品保存が上手ではない国の知恵を生かしているともいえるのです。

いいことずくめのデトックス食材。でも、問題なのは、これらのデトックス食材は好き嫌いが多いということ。

ハーブやスパイス類、薬味が苦手な方は多いですよね。パクチーが食べられないという人もよくいます。

いくら体にいいからといっても、苦手な食材は、無理して食べないことが大切です。苦手な食材は、単なる好き嫌いではなく、あなたの体の声です。

とくにアレルギー体質の人は、本能的に食べられない食材を食べない傾向があります。

体が拒否反応を示しているのです。

お子さんが好き嫌いをいう場合も、「残さずなんでも食べなさい！」などと叱らないでください。食べるとなんとなく体調が悪いと感じているのかもしれません。

成長とともに食べられるようになる可能性もありますので、長い目で見てあげましょう。

ヒスタミン過剰にならないようにする和食の知恵

繰り返しになりますが、アトピーの方の食事は、和食にすれば大きな失敗はありません。ただし、先ほども触れたように、和食の定番、サンマやサバやアジ、イワシ、ブリなどの青魚は、高ヒスタミン食品なので、食べる際には注意が必要です。

そこでひと工夫。

サンマなどの塩焼きに大根おろしがついてくることが多いですよね。実は大根おろしは、DAO酵素になるのです。

DAO酵素とは、そう、ヒスタミンの分解酵素です。**大根はそのまま食べるよりも、おろしたほうが酵素が出てきやすい**のです。

それ以外にも、お刺身のつまは大根ですし、おそばやさんでかまぼこ（高ヒスタミン食）が出てくると、大根おろしがついてくることがあります。

これらもみな、ヒスタミン過剰にならないために、知らず知らずにやっていた昔の人の知恵だったのではないでしょうか。

ちなみに夫の龍介は、大根おろしを料理に添えるときは率先してつくってくれ、おろしたときに出てくる汁も、捨てずに全部飲み干します。ＤＡＯ酵素を補給できるからです。

赤道付近の国のハーブやスパイスといい、日本の大根おろしといい、昔の人の知恵は本当にすごいですね。

第3章

次に、体内を除染！アトピーを「治す解毒術」

――「3つの毒」を体内に入れない簡単デトックス生活のすすめ

火種となる3つの毒素

アトピーは体内で起きている火事です。その火の粉が皮膚に飛んで、皮膚でも火事が起きている状態です。

その火事の火消しをしてくれるのが、コルチゾールであり、ステロイドの外用薬や抗アレルギー剤です。

しかし、繰り返しお話ししているように、火事の火元である火種をなくさなければ、火事は収まることはありません。何かのきっかけでまた、火事は起きてしまうでしょう。火事が起きているときには火消しの薬が必要ですが、火種がなくなれば、そもそも火事は起きないはず。

では、火種となるものはなにか。それが毒素です。

毒素は、ヒスタミンを放出するマスト細胞を刺激します。毒素があれば、火に油を注ぐようなもの。ボヤが大火事になってしまうのです。

アトピーは皮膚の病気ではありません。だからこそ、体の毒素を減らしていきましょう。

体の毒素には大まかにいって次の3つが挙げられます。

❶カビ毒（マイコトキシン）
❷重金属（アトピーの場合は、とくに水銀）
❸化学物質

それぞれ説明していきましょう。

❶カビ毒（マイコトキシン）

毒素の筆頭に挙げられるのがカビ毒（マイコトキシン）です。

カビ毒とは、カビがつくりだす化学物質のことを指し、カビとは違います。マイコトキシンは人や動物の健康に悪影響を及ぼす毒素で、私たちは日常生活のなかで、知らず知らずのうちにかなりの量を取り込んでいます。

マイコトキシンは排泄しやすい人と、しにくい人がいます。私たちのクリニックではカビ毒の検査をしていますが、アトピーの患者さんの場合、高確率でさまざまな種類のカビ毒が検出されます。**アトピーの方はカビ毒を排泄しにくい人が多い**のです。

カビ毒を体内に入れないために

カビ毒が大量に入っているのが、コーンや小麦などの穀類です。

子どもが好んで食べるお菓子やジャンクフードは安価な小麦でつくられているため、まずカビ毒がついていると考えていいでしょう。ここでも、グルテンフリーが有効というわけです。

カゼインフリーも同様です。乳製品そのものというよりは、牛の餌にカビがつきやすいのです。

カビのついた餌を食べている牛の肉や牛乳を摂取するくらいなら大丈夫なのではないか、と思われるかもしれませんが、マイコトキシンは残っています。

また、大人が好むナッツ類やドライフルーツもカビ毒のリスクが高いものです。おつまみとして食べている人、あるいは甘いものを食べるよりはヘルシーだからと、おやつ代わりに食べている人も多いのではないでしょうか。とくに海外から輸入されたものは、船などの高温多湿のところから長時間かけて運ばれてきますから、かなりカビ毒に侵されていると思っていいでしょう。

怖いのは、これらの食べ物を見ても、一見して「カビ毒がくっついている」ということはわからないということです。

ナッツは、オーガニックをうたっているものであっても、カビ毒に侵されていることがあるため、注意が必要です。

ナッツやドライフルーツを食べるなら国産のものがベター。また、個包装で湿度が管理されたもの、防腐剤を使っていないものを選ぶといいでしょう。

最近、**マイコトキシンそのものが免疫の誤作動を起こす**という論文も多く見られます。

ヒスタミンを放出するマスト細胞は、免疫を担当する細胞です。マイコトキシンがマスト細胞に誤作動を起こさせ、結果としてヒスタミンの放出に影響を与えている可能性があるのです。

つまり、マイコトキシンは、そのものが毒素として問題を起こすということと、免疫系に誤作動を起こさせるという2つの意味で危険なのです。

❷重金属

重金属にもいろいろありますが、代表となるのが水銀です。

理由ははっきりしていないのですが、クリニックで調べると、アトピーの人は水銀の影響を受けている人が多いのです。実際、**水銀を除去すると、顔の赤みが取れ、カサカサが改善してしまう**ことも少なくありません。

そもそも重金属が体内に溜まっていると、ミトコンドリアと呼ばれる細胞の中にあるエネルギー産生工場の働きが悪くなり、結果としてエネルギーがつくりだせなくなります。

すると、体内の炎症を火消ししようとしても、エネルギー不足で火事を消すことができなくなります。

重金属を体内に入れないために

まずは水銀を「入れない」ことが大切です。

食事の面でできることは、大型魚をなるべくとらないこと。具体的には、マグロ、カジキ、サメ、カレイ、ヒラメ、アンコウなどをなるべく避けることです。

これらの魚の体内には、水銀が蓄積されています。大型魚は食物連鎖の上に立ち、小魚を餌にしているため、水銀はもちろん、ダイオキシンなどの環境汚染物質も体内に取り込んでいます。

ただ、魚はすでにご紹介したように、体内の炎症を抑えるフィッシュオイルなど良質な油を多く含んでいます。

ですから、私たちは「マグロ（ツナも含む）、カジキは控えめにして」とお伝えしています。日本人はマグロが好きですね。食べるなら頻度を減らしたり、量を少なめにしたりしてください。

魚を食べるときは、まな板にのるサイズの魚はOK、と覚えておきましょう。イワシ、サバ、アジ、サンマ、アユ、ニジマス、サーモン（サーモンは生存期間が短いためよしとしています）や、シラスなどの小魚もおすすめです。

もちろん、**ヒスタミンタイプの人が青魚（サンマ、サバ、イワシ、アジなど）をとるときには鮮度にこだわりましょう。**

また、水銀は虫歯治療の詰め物としてかつて使われていたアマルガムにも含まれています。

現在は虫歯治療にアマルガムを使用することは禁止されていますが、10年前、20年前に虫歯治療をしている場合、歯に詰められている金属はアマルガムである可能性もあります。少しずつ水銀が溶け出して体内に蓄積され、それがアトピーを悪化させている可能性も否定できないのです。

なお、ツナはマグロであるということだけでなく、ツナ缶（アルミ缶）による影響もあります。

アルミニウムは、脳や肝臓、腎臓、骨などに沈着し、骨をもろくし、腸の細胞にもダメージを与えることが報告されています。ツナ缶は手軽にタンパク質がとれると、好んで食べる人も多いと思いますが、避けたほうがいいでしょう。

アルミ鍋やアルミホイル、市販のホットケーキミックスなどに含まれているベーキングパウダーも、アルミニウムを口から取り込むきっかけになります。

❸化学物質

化学物質の害は、みなさんも知っているものが多いのではないでしょうか。

代表的なものは排ガスなどの大気汚染、農薬や有機溶剤、難燃剤などがあります。

これらのものは、重金属と同様、ミトコンドリア＝エネルギー産生工場の働きを悪くしてしまいます。

現代人の暮らしは、化学物質まみれといっても過言ではありません。パッと思い浮かべただけでも、ドライクリーニングの溶剤や香水、殺虫剤、柔軟剤や洗剤、消臭剤、芳香剤などなど、たくさんあります。

ドライクリーニングにはブロモプロパンという有機溶剤が使われています。

クローゼットにクリーニング屋さんのビニール袋をかけたまま衣類を置いている人も多いと思いますが、寝ている間に有機溶剤を鼻から吸い続けていることになります。

住環境は驚くほど体に影響を与えています。

アトピーの人のなかにはハウスダスト対策やカビ・ダニ対策をしている人は多いかもしれません。もちろんそれも大切ですが、住環境にあふれている化学物質のことを軽視している方が多いと感じます。

一日8時間睡眠をとっているとしたら、住まいは少なくとも一日の3分の1を過ごす場所です。まして最近では在宅ワークも増えて、ますます家で過ごす時間が増えています。

カーテン、ベッドのマットレス、ウレタン、絨毯（じゅうたん）……これらのものに多く使われている難燃剤にもポリ臭化ジフェニルエーテル（ＰＢＤＥｓ）という薬剤が使われています。

燃えにくく、炎が広がらないようにする薬剤で、住んでいる人に安心感を与えるものではありますが、それが本当の意味での「安全」につながるのかどうかは疑問です。

難燃剤以外にも、建築材料や家具などのように、揮発して室内の空気に含まれる化学物質（ＶＯＣ）は数十種類、数百種類も検出されます。

ひとつひとつの量は少なくても、数百種類集まればどれほどの量になるでしょう。

また、それを処理できる量には個人差が大きく、アトピーの人は明らかのその処理が苦手な方が多いといえます。

換気をすればいいじゃないか、と思うかもしれません。

でも、窓を開けたら、そこにきれいな空気はあるでしょうか。よほど自然に囲まれた場所なら別ですが、残念ながら窓を開けたところで解決にならないのです。排ガスなどにも水銀やカドミウムといった重金属が含まれており、都会に住んでいればそれだけ水銀を体内に取り込んでいることになります。

よく、「空気のいいところでしばらく過ごしたら、アトピーが改善した」という話を聞くことがあります。これは気持ちの問題だけではなく、体内に取り込む毒素が格段に減ったからだといえるでしょう。

農薬を落とす食べ方

「野菜などの農薬はどうしたら落とせますか」

と聞かれることがありますが、農薬は基本的に洗っても落とせないと思ってください。

では、どうするかというと、単純な方法ですが、**皮をむいて食べる**ようにします。

本当は皮に近い部分には栄養が豊富に含まれていますが、「栄養の入りやすさ」と「毒素の抜けにくさ」を比べると、難しいのは断然、後者です。

農薬は目に見えないだけに、どれだけ使用されているかもわかりません。オーガニックの野菜がベターですが、入手しにくいでしょうし、価格も高めです。

すべての農薬を取り除くのは無理ですから、普通の国産の野菜の皮をむく、という認識でＯＫです。

今から10年以上前に衝撃的な報告がありました。

生まれてきた赤ちゃんから、まだ1回も食事をしていないにもかかわらず、**200種類以上の毒素が検出された**のです。

つまり、生まれる前から母親のお腹のなかで、胎盤を通じて毒素にさらされていたのです。それだけ、現代人は汚染をされているのが当たり前の状態になっているということです。

残念ながら、私たちはどんなに気をつけて生活していても、入ってくる大量の毒素を止めることはできません。でも少し意識するだけで、その量を減らすことはできます。まずは「毒素を入れない」ことが大切ですが、ここから先は、毒素を抜く、解毒する生活の知恵についてお話ししましょう。

解毒のために今日からできる7つのこと

では、火種となる毒素を抜くために、いますぐ何から取り組めばいいのでしょうか。今日からできる「解毒生活7カ条」をご紹介しましょう。

❶便秘を改善して、毒を排泄する

解毒、デトックスといってもやることはとてもシンプルです。最大の解毒は便として出すこと。

体の解毒作用を担っているのは肝臓です。肝臓では、体に有害な物質を分解して無毒化し、尿や胆汁を通して体の外に排出しています。

胆汁は肝臓でつくられますが、とても利用価値が高いものなので、再吸収、再利用されます。ところが、再利用されるときに、毒素も一緒に再吸収されてしまいます。

つまり、毒素が行ったり来たりの状態になってしまうのです。行ったり来たりしている最中に、毒素を体内にたくさん溜め込んでいる人は、そこから毒素が細胞まで届いてしまいます。

体はよかれと思って貴重な胆汁を再利用しているだけなのに、本来は便として排泄されるはずの体の毒素は、胆汁とともに再吸収されてしまうのです。

だからこそ、大前提として「体内の毒素をなるべく減らしておく＝毒素を入れない」ことが重要になってくるのです。

話を排泄に戻しましょう。

アトピー改善には、何はなくとも腸を整えること、と口を酸っぱくしていっているいちばんの理由は、解毒のためです。腸は栄養素を吸収する部位でもありますが、それと同時に、解毒の要だからです。

アトピーの方のほとんどが、便秘や下痢などなんらかの腸トラブルを抱えています。これでは必要な栄養を吸収できず、毒素を排泄することができません。

実は、毒素の7～8割は便から出しています。

便秘は、腸内に毒素をためていることと同じです。その毒素が炎症につながり、アレルギー症状をはじめとするさまざまな不調として表れてくるのです。

とくに女性には便秘の人が多いですが、女性の便秘の原因のひとつに、乳製品のとりすぎがあります。

おなかにいいからと毎日ヨーグルトを食べていて、腸内環境を悪くしている人がちらほら見受けられます。ヨーグルトをやめたら便通がよくなった人もいます。

逆に、牛乳やヨーグルトをとって下痢をさせているだけなのに、「便通がいい」と信じている人もいます。繰り返しになりますが、乳製品をとりすぎると腸は炎症を起こします。

「2～3日に1回の排便ですが、すっきりしているので便秘ではありません」

「毎日排便があるので、便秘ではありません」

とおっしゃる方がいます。

便通は一日1回でOKと思ったら大間違い。健康な腸機能を持つ人は、一日2回、3回の排便があります。もちろん下剤を使って一日2回出しているのは、健全な状態ではありません。

腸に便がある限り、腸の中で停滞している老廃物が粘膜を傷つけ、炎症を起こし、毒素が火種を増強していきます。

「睡眠不足が便秘につながる」という事実を知っていますか。

便秘の人は、腸が動いていません。便秘解消には、腸の蠕動(ぜんどう)運動がある必要があります。蠕動運動とは、腸が便を押し出す動きです。今、この腸の動きがない人が増えています。

その原因のひとつが睡眠不足。なぜなら、腸の蠕動運動は、睡眠中によく起こるからです。

睡眠時間が短くなれば、蠕動運動の時間も短くなるため、便秘につながるのです。

また、食生活が不規則な人も要注意。寝る直前に食事をとると、腸は睡眠中に消化・吸収のほうに忙しくなり、蠕動運動が起こりにくくなるのです。遅くとも寝る2〜3時間前までには夕食を済ませるようにしましょう。

❷正しい「水分補給」で効果的にデトックス

解毒に水分は不可欠です。先ほど少しお話しした、エネルギー産生工場であるミトコンドリアは、水不足の状態ではきちんと機能できないのです。

洗濯機にたとえてみましょう。

最近の洗濯機には優れた機能がついていて、少ない水分でもきれいに汚れを落とすことができますね。一方、人間は洗濯機のようにはいきません。少ない水ではきれいに汚れを落とすことはできないのです。やはり、水が多いほうがきれいに解毒できるのです。

アトピーの方はとくに、体内が水分不足の状態です。

まず、皮膚の調子が悪いため、不感蒸泄（ふかんじょうせつ）の量が多いのです。

不感蒸泄とは、発汗以外の、皮膚や呼気から蒸発する水分の量のことをいいます。これはアトピーの炎症反応によるもので、皮膚の炎症がひどいと、体から水分が蒸発しやすいのです。

あとでお話ししますが、アトピーの人は汗をかくことが苦手なうえ、健康な肌の人に比べて汗の量も少ない傾向があります。これは、体内の水分が少ないことも一因です。にもかかわらず、水分不足を実感している方はほとんどいません。そもそも日々の水分摂取量もとても少ないのです。

「いいえ、私は意識して水分をたくさんとっています」という人もいるでしょう。でも、よくよく話を聞くと、**間違った水分補給をしています。**

コーヒーや紅茶、お茶、アルコールを飲んで水分をとっていると思っていませんか。

これらの飲み物はすべて利尿作用が高く、体内からますます水分を奪ってしまいます。コーヒーは、1杯飲んだら、その倍くらいの水分が必要になります。

しかも、カフェインやアルコールは体に負担をかけ、マスト細胞を刺激し、ヒスタミンの分解も阻害してしまいます。

つまり、アトピーの人がカフェインやアルコールをとると、体内から水分を奪うだけでなく、体がかゆくなったり、アトピーが悪化したりしてしまうのです。

スポーツドリンクやジュースも同様です。これらのものには、たくさんの糖分が含まれているうえ、人工甘味料も悪さをします。

脱水は便秘にもつながります。

いくら腸内環境を整えても、水分がなければ便はやわらかくなりません。水分が不足していると便が硬くなり、ますます排便がしにくくなります。

アトピーの方には便秘の方が多いとお話ししました。水分摂取量が非常に少なく、仕事をしながらコーヒーを2、3杯飲んでいたり、栄養ドリンク（カフェインの量が多いです）を飲んでいたりする人もいらっしゃいます。

これでは体から水分が出ていく一方です。

よく、寝ている間に水分が失われるといわれますが、その通り。

朝、コップ一杯の水を飲む習慣から始めましょう。冷たい水は腸を目覚めさせるスイッチにもなり、腸の蠕動運動を促してくれます。

また、便通だけでなく、尿を出すことも解毒になります。

先ほど、毒素の7〜8割は排便だとお話ししましたが、2割は尿から排出しています。水分不足になると、尿の量も減らしてしまうことになります。

では、どれくらいの量の水を飲めばいいのでしょうか。

一日に飲んでいただきたい水の量は、1〜1.5リットルになります。食事に含まれている水分量を含まず、「水」として、これだけの量をとってください。

多いと感じられた方もいるでしょうか。もちろん、一度にガブガブ飲む必要はありません。

むしろ、一日を通して**ゆっくり少しずつ飲んだほうが吸収もよく、デトックス効果が高まります**。少しずつ飲めば、意外とこのくらいの量は飲めるものですよ。

解毒のためにわざわざミネラルウォーターを買う必要はありません。水道水の水を浄水器などを通してろ過した水であれば大丈夫です。

デトックス効果の高い飲み物

デトックス効果の高い飲み物は、塩水やレモン水、ハーブティー、番茶やルイボスティーなどです。

レモン水のつくり方は簡単です。

水道水をろ過したものに、レモンを搾(しぼ)るだけ。ただし、レモンは農薬や防カビ剤が大量に使われているものがあるため、無農薬のもの、国産のものを使うか、皮を取り除くといいでしょう。

塩水も同様に、水道水をろ過したものに、塩をひとつまみ入れるだけ。塩は精製塩ではなく、ミネラルを含む天然塩や岩塩にしましょう。

なお、麦茶は麦＝グルテンだから避けたほうがいいのではないかと思われるかもしれませんが、グルテン過敏症の人を除けば、それほど気にする必要はありません。ミネラルを補給できるので、ハーブティーやルイボスティーの独特の味や香りが苦手な方は、麦茶を飲んでもいいでしょう。

❸カビ毒・環境毒を取り除く

口から入るカビ毒・重金属についてはこの章のはじめに触れましたので、ここでは、「口以外」の部分から入る毒素と、その取り除き方についてまとめました。

有害金属や化学物質は、鼻からも入ります。これを**「経鼻毒」**といいます。

先にお話ししたカーテンやマットレスなどの難燃剤や、ドライクリーニングの有機溶剤も経鼻毒の代表です。

ドライクリーニングについては先ほども触れましたが、クリーニング店のビニール袋をかけたままクローゼットに置いておくと（しかも、それが寝室にあったりすると）、長時間、有機溶剤を吸い込み続けることになります。

家にクリーニングされた衣類を持って帰ってきたら、すぐにビニール袋を外し、風通しをよくします。数日間、有機溶剤を気化させてから着るようにしましょう。

それ以外にも、カラーリング剤、塗料、防虫剤、洗剤、柔軟剤、消臭剤、芳香剤、排ガス、喫煙、そして何度もお話ししているカビ毒も鼻から入ります。どれも私たちの生活に身近なものばかりです。これらのものを鼻から吸い込むことによって、原因不明の頭痛や疲労感、不眠に悩まされている方もいます。

鼻から入った毒素は、口から入る毒素に比べて無自覚なだけに、軽視されがちです。でもその影響は全身におよびます。

鼻から毒素が入ると、肺にある肺胞のまわりの毛細血管から血流に乗り、体内をめぐって肝臓で解毒されます。また、空気を通して肺に入ったものも、そこから細胞を通して血流に乗っていきます。血流に乗った毒素が、全身をめぐるのです。

経鼻毒がやっかいなのは、出ていく場所がないことです。食べ物など口から入った毒素であれば、腸に入って便として排泄されれば解毒できます。ところが空気として肺に入ったものは、捨てる場所もなく体内をめぐってしまいます。

そういう意味でも、いかに「いい空気」を吸うかはとても重要なのです。


また、意外に思う人もいるかもしれませんが、化粧品からも毒素を入れている恐れがあります。

ファンデーションなどの化粧品には、発色をよくするために金属が使われています。なかでもよく使われているのがアルミニウムです。化粧品の成分には「水酸化Ａｌ」「アルミナ」などと書いてあります。

無添加、オーガニック、ナチュラルなどとうたわれている化粧品にもアルミニウムが含まれているものがあります。

当たり前の話ですが、化粧品は顔に直接つけるもの。しかも鼻に近い場所に塗るため、経鼻で体内に入りやすくなってしまうのです。毎日メイクをする人は、さらにリスクが上がります。ちなみにアルツハイマー型認知症の脳にアルミニウムが多いというのは、よく知られている事実です。

アトピーとアルミニウムの関係について、有効なエビデンスはまだありませんが、アトピーの人の肌は、ただでさえ荒れており、異物が入りやすい状態です。そこにアルミニウムが入ることになれば、経鼻のみならず、経皮による影響も否定はできません。最近ではアルミフリーの化粧品も出てきています。メイクをする方は、なるべくアルミフリーの化粧品を選んだほうがいいでしょう。

空気中にはありとあらゆる化学物質が含まれています。ひとつひとつは微量な毒素でも、たくさんの種類があり、長期化することで体内に蓄積されていきます。

揮発して室内の空気に含まれる化学物質は、少なくとも数十種類、場合によっては数百種類ともいわれています。

しかも、1種類の毒素に対して私たちが解毒できる量は決まっていますし、個人差もあります。アトピーの方の多くは、解毒できる閾値（いきち）が低いといえます。

経鼻で毒素を入れないためには、換気をしたり、空気清浄機を使ったりすればいいのではないか、と思われるかもしれません。

しかし、先ほども触れたように、窓を開ければ排ガスをはじめとした有害ガスが蔓延しています。緑に囲まれた自然豊かな環境に身を置かない限り、本当の意味での換気にはならないのが現実なのです。

毒素を吸着してくれる観葉植物

そこでおすすめしているのが、室内に観葉植物を置くことです。

緑を部屋に置くことで気分がよくなるから、といった気持ちの問題ではなく、植物には本当に空気を浄化する働きがあるのです。

ＮＡＳＡ（アメリカ航空宇宙局）では、閉鎖空間の研究をしています。そこで毒素を吸着してくれる植物をいくつか発表しています。私たちに身近で、購入しやすいものも多いので、いくつか紹介しましょう。

●ドラセナ

「幸福の木」とも呼ばれています。置いておくと、たくさんの有害物質（とくに有機溶剤）を吸着してくれるので、クローゼットのある寝室などに置くのがおすすめです。

●サンセベリア（サンスベリア）

マイナスイオンや空気清浄効果があるといわれており、毒素を吸着する力も強いです。ホテルのロビーやレストランなどでもよく見かける植物ですが、その効能を知らなくても、無意識に置いてしまうものなのかもしれません。

●スパティフィラム

小鉢や中鉢で育てられ、丈夫な植物なので、部屋に置いておきやすいでしょう。白い花びらのように見えるのは仏炎苞（ぶつえんほう）と呼ばれます。有機溶剤を吸着してくれます。

●**アロエベラ**

アロエは健康食品や化粧品にもよく使われていますね。ホルムアルデヒドやベンゼンなどを吸着するといわれています。

●**ヘデラヘリックス（アイビー）**

こちらも観葉植物でよく見かけます。有機溶剤やホルムアルデヒド、ベンゼンなどを吸着するといわれています。

また、マイコトキシン（カビ毒）を吸着するといわれているのが八重山（やえやま）クロレラです。サプリメントとして市販されており、各種ミネラルが豊富で、防腐剤など余計なものを入れずにつくられています。

さらに、今はまだ研究中ですが、八重山クロレラをとっていると、水銀の値が下がるというデータも出てきています。

八重山クロレラをうたった商品はたくさんあります。購入するときのポイントは「リン酸」が入っていないものを選ぶこと。リン酸はミネラルを吸着してしまうため、せっかくのいい成分が吸収できなくなってしまうので注意しましょう。

❹汗でしか排出できない毒素がある

体の解毒をしてくれる器官として、腸や肝臓、腎臓（尿として排出）のお話をしましたが、実は皮膚もとても重要な解毒器官です。

皮膚からは「汗」として毒素を排泄しています。汗として毒素が出る割合は、わずか1％です。そんなに少ないのか、と思われる方もいるかもしれませんが、この1％が貴重なのです。

なぜなら、**毒素の中の有機溶剤（殺虫剤、香水、クリーニングの溶剤、ホルムアルデヒドなど）を排出できるのは汗だけ**だからです。また、最近では汗からヒ素や鉛も排出されることがわかってきています。

なにより、皮膚は人間の体全体を覆っている、最大の臓器ともいえます。そこから健全に発汗し、解毒できることが必要なのです。

皮膚が荒れて硬くなっているアトピーの方は、皮膚からの解毒がしにくいと言えます。

それに加えて、アトピーの人はとにかく汗をかくことが嫌いです。

汗をかくとかゆくなるからです。運動をすると汗をかくため、運動をすることも嫌がる傾向があります。ヒスタミンタイプのお子さんは運動をしないケースが多いのですが、これも運動が嫌いなのではなく、自分を守るための本能なのでしょう。

こうして汗をかかないから、汗腺が使われず、ますます汗がかきにくくなるという悪循環に陥ってしまいます。

汗腺は、刺激を与えることで汗をかけるようになりますが、日常的に汗をかいていないと、汗はかけなくなってしまいます。

かゆくなるから汗をかきたくない気持ちはわかります。でも、そのままでは、せっかく持っている解毒能力を使えないことになってしまいます。

まずは汗をかけるような皮膚になること。

運動が嫌いでないなら、ぜひ運動をしてください。

運動をする前に、かゆみを予防するためにできることは、ヒスタミンが高いものはなるべく食べないこと。運動で体温が上昇するとかゆくなってしまいます。運動誘発のアレルギーも、運動前に高ヒスタミン食を食べることが一因です。

また、**汗をかいたら速やかにタオルなどでぬぐうか、すぐシャワーを浴びる**ことも大事です。もちろん、かゆみを防止する意味もありますが、汗から排出された毒素が再吸収されないためでもあります。

いずれにしても、汗をかいたら放置せず、早めに拭き取るようにしましょう。

お風呂でデトックス

運動はあまり好きではないし、日ごろ汗をかく機会がめったにないという人もいるでしょう。そういう人でも大丈夫。毎日の入浴時間をデトックスタイムにしましょう。

入浴はシャワーなどで済ませず、湯船につかって汗をかきましょう。

ただし、アトピーの方は、**お風呂の温度はぬるめでＯＫ。熱めのお風呂や長湯をして血管が拡張すると、マスト細胞が刺激されてヒスタミンが遊離し、かゆみを感じてしまうためです。**

ただし、汗はかいてほしいので、できれば**10分以上ゆっくり使って、じんわり汗が出るようにしてください。**

湯船に重曹を入れると、発汗を促す作用があります。

わが家でもお風呂にアルミフリーの重曹を入れています。美肌効果もあり、お湯がやわらかくなるような印象を受けます。

重曹のほかにおすすめなのが「エプソムソルト」です。「ソルト」という名前がついているのは、見た感じが塩に似ているためで、塩ではなく硫酸マグネシウムです。

「エプソムソルト」は欧米人の間で３０００年前から解毒の作用があるとされ、長い間、入浴剤として使われています。湯船に入れると発汗作用があり、マグネシウムが皮膚から吸収されるので、ミネラルが補えます。

汗をかくのが下手で、運動も苦手というアトピーの方は、湯船にエプソムソルトを入れて汗をかきましょう。

体も温まり、よく眠れるようにもなります。また、血管拡張作用があるため、解毒効果も上がります（エプソムソルトは、大きな薬局やインターネット通販などで、比較的安価に購入できます）。

❺ 一日15分だけ日光浴

アトピーの人に、ビタミンDは重要です。

日本人全般にビタミンDが不足しています。食品から充分な量をとるのが難しいこともありますが、ビタミンD不足をより深刻にしているのが、紫外線不足の問題です。紫外線を浴びると、体内でビタミンDが生成されます。

よく紫外線がアトピーの治療に使われたり、海に行ったほうがいいといわれたりするのは、このような理由からです。

ビタミンDは免疫を調整する働きがあり、免疫に対する過剰な反応を抑制します。海に行くとアトピーが改善する人がいるというのは、海水に特別な効果があったのではなく、日光浴によるビタミンDの作用によるものでしょう。

だからといって真っ黒になるほど日焼けをする必要はありません。アトピーの人に限らず、長時間、強い紫外線を浴びてしまえば、紫外線のデメリットのほうが大きくなってしまいます。

日光浴は15分だけ行いましょう。15分なら意識的に外に出る必要はありません。洗濯物を干す間でも充分です。

最近では、紫外線＝美容の敵、というイメージが強すぎて、洗濯物を干す間ですら日焼け止めを塗ったり、帽子をかぶったりする人もいますが、強烈な日差しでない限り、そこまで防御する必要はありません。わずか15分でも効果はあります。

どうしても顔や体に紫外線が当たるのが気になる人は、手のひらだけ、足だけ、など部分的に日光浴させてもOKです。

❻ 自然とふれあう時間を持つ

ヒスタミンタイプは電磁波に弱いという特徴があります。

マスト細胞を刺激するものには、カビ毒、農薬、アレルゲンなどいろいろありますが、電磁波もそのひとつです。

電磁波がヒスタミンに関わっていることがわかる話をしましょう。

ハイブリッド車に長時間乗ることで、胃腸障害が起きる人がいます。

どういうことかというと、ハイブリッド車で電磁波を長時間浴び続けることによって、マスト細胞が刺激され、ヒスタミンを放出します。ヒスタミンが過剰に放出されることで、胃がムカムカするなどの胃腸障害が起きるのです。

先に胃腸薬の「H2ブロッカー」の「H」はヒスタミンのことだという話をしましたね。ヒスタミンをブロックすることで胃酸の分泌を抑えることができるためです。

まさか、ハイブリッド車と胃腸障害がまわりまわってつながっているとは、なかなか想像ができないかもしれませんね。ちなみに自分が電磁波に弱いタイプかどうかも、遺伝子（ＳＮＰｓ）検査でわかります。

話がアトピーからそれてしまいましたが、要は、ハイブリッド車に限らず、パソコンやスマホなどの電磁波はヒスタミンの放出につながるため、アトピーの人にとっても、よくないということです。

とはいえ、現代人はもはやスマホやパソコンなしで生きていくことはできません。デジタル毒にさらされている私たちができること、それが放電する時間を持つことです。

方法は簡単です。なるべく大自然に触れることです。

コロナ禍でなかなか遠くまで出かけることは難しくなりましたが、わが家では、子どもと一緒に川遊びをしたり、裸足（はだし）で田植えをしたりして、意識的に家族で放電する時間をつくっています。

川遊びや田植えがいいところは、「靴を脱ぐ」ということです。「アーシング」という言葉がありますが、裸足で地球を感じることは、気持ちの問題だけではなく、身体的にも意味のあることなのです。

私たちは日常生活のなかで、かなり帯電している状態です。文字通り、「地に足をつけ」て、デジタル毒を放出する必要があるのです。

川遊びが無理でも、都会のなかでも緑の多いところに行って深呼吸をするだけでもいいでしょう。裸足になって大地を歩ければベターです。スポーツジムで汗を流すより、自然の中を歩きましょう。

ステイホームで、オンラインを使って家でできる運動をしている人も増えています。もちろん何も運動をしないよりはずっといいのですが、電磁波対策という意味では、自然に触れるほうが望ましいでしょう。

❼毒素を体に入れないシンプルな生活をする

ここまで解毒の方法をいろいろな角度からお話ししてきました。毒素を入れないためにできることは、難しいことではなく、シンプルなことばかりです。

健康法の多くは「◯◯を食べるとよくなる」といったように、体に何かを「入れる」ことを勧めています。もちろん、いいものを食べることも大事ですが、それよりも「何を入れないか」のほうがもっと重要です。

第2章で説明した、腸の粘膜を傷つける食べ物を「入れない」、そして、この章で説明した毒素を「入れない」こと。

体に「入れない」だけですから、手間もお金もかかりません。必要なのは、「今日から入れない」と決める意志だけです。

次に、暮らしをシンプルにすることです。

体に火種をためないこと。火種となる原因をつくればつくるほど、コルチゾールが使われます。火種の量を少しでも減らして、コルチゾールをあまり使わなくても済む生活をしてあげることです。

ポイントは、昔ながらのシンプルな生活の知恵です。

目が覚めたらカーテンを開け、朝の光を浴び、夜は照明を暗くしましょう。寝る前にスマホなど電子機器を見るのをやめましょう。質のいい睡眠につながります。

化学物質に頼りすぎる生活では、肝臓が解毒作業で忙しくなるばかりです。清潔にこだわりすぎるあまりに、消臭剤や芳香剤、抗菌スプレーなどを多用すれば、それだけ体に毒を入れてしまうことになります。

化学物質を含む商品はあちこちにあふれていますが、購入する前に今一度、「これは本当に必要だろうか？」と考えてみてください。

抗菌スプレーをかける代わりに外干しすればいいですし、消臭剤を使う代わりに炭を使えばいいのです。

コロナ禍で消毒や抗菌をする機会が増えていますが、アトピーの人の中には、手荒れに悩む人もいます。

感染予防のために消毒は大切ですが、手荒れをしてしまうほどやる必要はないでしょう。それよりも規則正しい生活をして、免疫力をつけておくほうがずっと大切です。

最初から完璧を目指すと挫折してしまいます。まずは3週間続けてみてください。それで楽になり、体調が回復してくれれば、少しずつゆるめていけばいいのです。

「あれもダメ」「これもダメ」と自分に我慢を強いていると、それもまたストレスです。私たちはいつも最終的に**60％達成できればOK**、とお伝えしています。

エビデンス（科学的根拠）に基づいてお話をすることはある意味、簡単なことですが、たくさんの患者さんを診てきていえることは、昔ながらの人が実践していたシンプルな暮らしこそが、健康につながるということなのです。

現代人が毒素ゼロの生活をするのは不可能です。

だからこそ最終的には、多少の毒素が入っても大丈夫な体に近づけることを目標にしましょう。

第4章

皮膚に飛んだボヤを早く消す！アトピー肌に「効く保湿術」

——皮膚のバリア機能を上手に高めるQ＆A

保湿について

間違った保湿はアトピーを悪化させる

今、コロナ禍の過剰な消毒によって、アトピーを悪化させている人が増えています。消毒液に含まれる化学物質を鼻から吸い込んでいることもありますが、それよりも、きちんとした保湿ができていないため、手が荒れて表皮がむけてしまうのです。マスクによる肌荒れもしかり、です。

表皮がむけてしまえば、外敵を察知したマスト細胞がすぐに活動しなければならず、今まで症状が落ち着いていたアトピーの人たちも、次々に外来に診察に来るようになりました。

保湿をすることは、マスト細胞に過剰な刺激を与えないことにつながります。アトピーの人は、きちんと保湿することが重要なのです。

炎症が起きてしまっている場合は、このあとでお話しするステロイドの外用薬を使用したほうがいいのですが、その前に、何より日々の保湿！

ひと口に保湿といっても、いろいろな意見ややり方があり、アトピー患者さん自身も情報に振り回され、誤解をされていることがとても多いものです。ここからは、さまざまな疑問に答えながら、きちんとした保湿の方法をお伝えしていきます。

Q 「保湿をすると皮膚を甘やかすことになる」って本当？

A 保湿で肌を防御するのが正解

一部で、「保湿をすると皮膚を甘やかすことになる」という意見があります。

保湿剤は石油からできているからダメだとか、外から保湿をすると皮膚本来の保湿機能が弱くなるとか……。肌が乾燥してガビガビになってしまっているのに、「好転反応だ」という人もいます。

結論からいうと、保湿をしたからといって、皮膚を甘やかすことにはなりません。

保湿剤の良し悪しはさておき、**アトピーや乾燥肌（リーキースキン）の人は、まず肌をきちんと油でコーティングして防御してあげる必要があるのです。**

油不足で肌が荒れているのに、「毒素が出ているからだ」と信じている人もいます。年に何人か、そのような患者さんがいらっしゃると、きちんとした保湿のお話をしています。

アトピーの人に対して脱保湿はナンセンス。肌がガビガビに乾燥しているのに保湿をするなというのは、荒れた肌の乾燥を加速させているにすぎないのです。

Q 保湿剤は、無添加・天然・アロマなど、肌にやさしいものがいい？

A 天然、無添加などの言葉を信じすぎないで

アトピーの人は刺激に弱いので、保湿剤選びについて相談を受けることがあります。市販されている保湿剤には、「低刺激」「肌にやさしい」「天然」「無添加」「オーガニック」「アロマ」などの言葉があふれています。

人によって肌に合う、合わないがあるので、どの保湿剤がいいと指定することはできません。

実際に自分で使ってみて、刺激のないものを塗るというのが正解です。

塗っても刺激がないものが、あなたの肌に合っているものです。

塗るとピリピリ、チリチリしたり、赤くなったりすることがありますが、これはヒスタミンが遊離している証拠。保湿剤に問題があるのではなく、あなたの肌には合っていないということになります。すぐに洗い流しましょう。

なお、アロマオイルでも質のいい抽出液を使っているものに関しては、たしかに薬効があります。（希釈するなどして）肌につければ、合う人には効果もあるでしょう。

ただ、質のいいアロマであればそれだけ劣化しやすいため、それが商品として市場に出るためには、農薬が使われていたり、防腐剤が使われていたりします。往々にして植物系のものは、防腐剤が多く含まれています。

アロマをつけると肌がチリチリするから、そのアロマが合わないというわけではなく、農薬や防腐剤など、それに付随したものが刺激となって、肌に合わないこともあるのです。

成分表を見て、ずらーっと化学物質名が並んでいるものは、なるべく選ばないほうがいいでしょう。

逆に、何も入っていないシンプルであっさりしたものが絶対にいい、というわけではありません。大切なのは自分の肌に合うかどうかです。肌にやさしい＝自分の肌にもやさしいとは限らないということです。

いずれにしても、まずは少し試してみて、肌に刺激がないかチェックをしてみてから使うようにしましょう。

Q 保湿クリームを塗っても浮いているだけ。「正しい保湿法」は？

A 保湿の回数が足りていないのかもしれません

保湿クリームを塗っても、ガサガサした肌の上に浮いているだけ。なにもしっとりしない、というご相談を受けることがあります。

保湿ができていない問題点は２つあります。

ひとつ目は、**「保湿の回数」**です。実は、乾燥肌であるにもかかわらず、一日1回、お風呂上がりにしっかり保湿剤を塗っているだけで「保湿をしている」と思っている方がとても多いのです。

また、病院から保湿剤を処方されると、「朝晩２回」などと書かれていることがあります。それを忠実に守っている方も多いのですが、本当に調子が悪ければ、一日に4回でも5回でも、場合によっては10回でも保湿をしたほうがいいのです。

問題点の２つ目は、**「保湿剤の塗り方」**です。

保湿は、保水をしてから油分を塗ることが重要です。

保水をせずに、ワセリンなど油分だけを塗る人がいます。

でも、それは砂漠の上に油を振りまいているのと同じです。

アトピーの人は、細胞レベルでの水分が足りていないのです。砂漠に油を注いでも、砂漠は潤いません。細胞そのものの炎症は治まっていないので、まずは保水をすることが重要です。

保水に使う水は、肌に合っているものならなんでもいいです。化粧水や乳液として普段使っているものでもいいでしょう。自分で保水液をつくる方もいますが、そこまでしなくても、普段使っている化粧水や乳液に、ワセリンなどを重ね塗りしてもいいでしょう。

お風呂上がりは肌が多く水分を含んでいる状態だから、オイルを塗るだけでもいいという意見もあります。かゆみや乾燥がひどくない人なら、保水はせずに、油分を塗るだけでもいいでしょう。

ただ、手を洗ったときを思い出してみるとわかると思いますが、手が水で濡れると、その瞬間は潤ったように見えますが、そのあと油分でコーティングしなければカサカサしてしまいます。基本的には、保湿には水分も油分も必要です。

なお、油分が多いものを買うときに注意をしてほしいのは、特大ボトルなど、容量が多いものを避けること。

油は時間がたつと酸化しやすいもの。「ずっと使ってきて、今までは肌に合っていたのに、だんだん合わなくなってきた」という場合は、油の酸化が理由のケースもあります。**油分が多いオイルはなるべく小さめのボトルで、常に新鮮なものを使う**ようにしましょう。

Q 正しく保湿をしているのに、うまくいきません…

A 食べ物の油、飲み物の水分が足りていない可能性も

保湿がうまくいっていない人の理由のひとつに、自分自身の体に水分や油分が足りていないということがあります。

食べ物の油分をカットしていると、肌がかさつきやすくなります。

第2章で紹介した、**フィッシュオイルなど体にいい油を積極的にとる**ようにしましょう。

たとえば鶏肉を食べるときは、苦手でなければ鶏皮を食べるのもおすすめです。

油だけでなく、日々の水分量も足りていない人が多いので、水分をこまめにとりま

しょう。

すでにお話ししたように、アトピーの人は水分が足りず、脱水気味の人が多いものです。毎日の水分摂取が少ないか、あるいはコーヒー、紅茶、緑茶、アルコールなど、利尿作用の高いものを飲んでいないか、チェックしてみてください。

食べ物や飲み物から十分な油分、水分を補って初めて、肌の保湿が効果を発揮するのです。

また、**ティーンエイジの成長期のお子さんの場合、脳の発達に油が使われるので、油分不足になりがちです。**

脳の約60%が脂質といわれていますから、必要な油分は脳に使われてしまうのです。皮膚は優先順位が低く、脳に使われて余った油分しかまわってこないため、油分不足になる、というわけです。

そうなると、成長期の保湿は、朝晩の2回だけだと絶対的に足りません。

先ほどもお話ししたように、足りなければ一日5回でも6回でも保湿をしましょう。

Q 保湿剤を塗ると、かゆくなる理由は？

A 少しの刺激でかゆくならない肌をつくる

「保湿剤を塗るとかゆくなる」のは、保湿剤が合っていないというよりも、皮膚が火事を起こしているのに、油分だけで蓋(ふた)をしようとしているためです。だから、ちょっとした刺激でかゆみが出るのです。

また、塗り方にも問題があります。**しっかり保湿をしようと、強い力でこすりつけたり、すりこんだりしてしまうと、それ自体が刺激になります。**

保湿剤はすりこむ必要はなく、薄く伸ばすように塗りましょう。

皮膚がガサガサしているということは、外敵からの攻撃にすぐリアクションできるように、戦闘状態になっているようなもの。刺激があればすぐに戦おうとするため、かゆみになってしまいます。

どうすればいいかというと、繰り返しになりますが、5回でも6回でも保湿をして、一度**「皮膚がいい状態」を皮膚に教えてあげる**必要があります。

かつて私が習った小児皮膚科の先生は、「皮膚が落ち着くまで、一日20回でも30回でも保湿しなさい」といっていました。そうやって1回やりきると、皮膚は安定するものです。安定したら、回数を減らしていけばいいのです。

アトピーの人は、肌が悪い状態が当たり前になっています。でも、その肌が悪い状態が平常化していると、皮膚にある「メモリー細胞」が記憶しているといわれています。表皮に炎症があり、その下にメモリー細胞があるとすると、「同じ場所で同じように炎症を起こして、戦わなければいけない」と記憶してしまうのです。

せっかく肌の状態がよくなっても、かつて炎症があった同じ場所に炎症ができてしまった経験はありませんか？

それは、メモリー細胞のしわざである可能性があります。

皮膚の炎症そのものが悪いのではなく、「炎症を起こさなければならない戦いの場だ」と細胞が認識してしまうことが問題なのではないか、といわれているのです。

アトピーの方は、皮膚がややアルカリ性に傾きやすく、抵抗力が弱まっているため、健康な肌の人に比べて、黄色ブドウ球菌が多く存在していることがわかっています。

黄色ブドウ球菌は体にとって害であるため、細胞が「戦わなくては」と判断してしまい、結果として皮膚が戦場と化してしまいます。

ちょっとした刺激で皮膚がトラブルを起こし、炎症を起こした皮膚を記憶してしまう。外敵から守るという反応が過剰になって、アトピーが悪化しているのです。

メモリー細胞に、間違った記憶は消してもらいたいですよね。そのためにも、「皮膚のいい状態」を教えてあげることが重要になってくるのです。

ステロイド外用薬について

ステロイドは「正しく使えば」怖くない

ステロイドはいつからこんなに嫌われてしまったのでしょうか。

繰り返しお話ししているように、ステロイドは炎症の火消し役です。

そしてコルチゾールは、ステロイドホルモンのひとつであり、ヒスタミンを唯一、抑制できるホルモンであることはお話しした通りです。

コルチゾールが適量に分泌されていると、免疫機能はバランスのいい状態に保たれます。

炎症を抑える火消し役のコルチゾールは、抗炎症薬のステロイドとして広く使われています。

アトピー性皮膚炎があるとき、多くはステロイドの外用薬が処方されます。ステロイドはアトピーの炎症を抑える薬です。急性期で炎症があり、かゆみがある場合は、ステロイドを使用すると非常に効果があります。

ひどい火事が起こっているのに、その火を消さないでいるわけにはいきません。ステロイドは怖いからと、必要な量を使わなかったり、いきなり塗るのをやめてしまったりして、トラブルを起こす人もいます。ですが、必要なときはしっかりステロイドを使ってください。

ただし、本書で何度もお伝えしているように、ステロイドはあくまでも今、燃えている火を消しているだけ。根本的な治療ではありません。

ステロイドで火を消し、症状を抑えているあいだに、アトピーの火種をとり、二度と火事を起こさない体にしていくことが大切なのです。

ステロイドとのつきあい方やかゆみとの向き合い方にも、試行錯誤している方がたくさんいます。ここからは、ステロイドについての質問にお答えしていきます。

Q ステロイドは怖いので、なるべく塗らないようにしているのですが…

A 今起きている火事はステロイドで消火する必要があります

ステロイド（コルチゾール）は火消しの水であり、炎症を抑える働きがあります。

よくステロイドを「傷を治す薬」と勘違いしている人がいますが、そうではありません。コルチゾールは「炎症を抑える」＝「体内の火事を消す」薬です。

本来、人間の体内にある（副腎から分泌される）コルチゾールによって炎症を抑えることはできますが、火事があちこちで起きている、あるいは大きな火事が起きていると、体内のコルチゾールだけでは足りず、火消しができない状態になります。

火消しが自前のコルチゾールで間に合わなくなったら、外から補うしかありません。ステロイドの外用薬を使わざるを得ないということになります。必要なときにはステロイドの力を借りましょう。

コルチゾールは副腎皮質ホルモンのひとつです。ステロイドが怖いものとされてしまうのは、薬によってホルモンをいじっているというイメージを持ってしまうせいかもしれません。でも、ステロイドそのものは怖くありません。ステロイドが怖いのは、ステロイドを入れすぎてしまった場合です。

火事の現場で、早く火を消そうと、火消しの水を入れすぎてしまったら、水浸しでじゃぶじゃぶになってしまいますよね。それと同じで、ステロイドを入れすぎてしまえば、免疫機能も落ち、さまざまな悪さをしてしまうことになります。怖いのはステロイドの量なのです。

「ステロイドにばかり頼っていては、いつまでたっても完治しない」とおっしゃる方もいるでしょう。たしかにその通りです。火種を探して根本的な治療をしない限り、完治はしません。

火種を消さないまま、ステロイドを増やす一方では、弊害が出てしまうでしょう。ですが、今起きている火事はステロイドで抑える必要があります。

ステロイドは適量を正しく使うことが大事であって、決して悪者ではありません。上手につきあうことで、強い味方になるものなのです。

Q ステロイドに耐性ができたのか、塗っても効かなくなりました

A 体内の火種が大きくなっているからです

「ステロイドが効かなくなってきました。耐性ができたのでしょうか」という質問を受けることもあります。

少し厳しい言い方になりますが、ステロイドの外用薬を塗るだけで、今までの生活

を何も改善しないままでは、ステロイドが効かなくなっていくのは当然です。

食事内容も見直さず、生活環境も見直さず、**体にどんどん毒素を入れ続けていれば、ステロイドが体内の炎症の火消しに追いつかなくなってしまいます。**

ステロイドが効かなくなってきているのではなく、体内の毒が増えて、火種が大きくなっているということ。言い換えれば、火元の火事の対策をしないで、炎症が強くなっていることに自覚がなく、「ステロイドに耐性ができて効かなくなった」といっているのです。

やがて、強いステロイド外用薬を使わざるを得なくなり、外からステロイドを補うことにも限界がきて、内服せざるを得ない状態になってしまいます。

ステロイドうんぬんよりも、**ステロイドが相対的に不足している**ことに気づかないでいることのほうが問題なのです。

まずは体内の毒を減らし、火種を小さくしていくこと。そうして、必要最小限のステロイドで炎症を抑えられるようにしていきましょう。

Q ステロイドは表皮を薄くするって本当?

A ステロイドのせいではなく同じ場所に炎症が起き続けたため

たしかにステロイドを塗り続けると、皮膚が薄くなるという副作用があります。ステロイド外用薬は皮膚の血管を収縮させますが、長期間使用すると皮膚が薄くなり、血管が目立つ赤い皮膚になってしまいます。

ただそれは**ステロイドだけの問題ではなく、同じ場所に炎症が起き続けるため。**治らないから長期間、ステロイドを塗り続ける、そしてステロイドのランク(薬効)も上がり、強い薬を塗り続ける、ますます皮膚が薄くなる……という状態になっている可能性もあります。

一方で、**アトピーになると皮膚が黒くなったり、硬く厚くなったりするのは、ステロイドのせいではありません。**

皮膚のもつ特性として、炎症が起きるとすぐにしなやかな皮膚をつくるのは間に合わないため、突貫工事のように、硬めの皮膚をつくります。皮膚の表面にある角層は、線維芽細胞と呼ばれる柱のようなもので支えられているのですが、炎症が起きると皮膚を強くしようと、この線維芽細胞がブチッと切れて、さらに硬くなるのです。

これを避けるためには炎症を放っておかないこと。適切にステロイドを決められた期間、使用することが大切です。

Q ステロイド外用薬の上手な塗り方は？

A かゆみがあるところにしっかり塗ります

炎症がひどいところは、ステロイドはケチケチ使わずにしっかり塗りましょう。**皮膚がしっとりするくらいが目安です。**ステロイドの量と塗る範囲の目安は、指の第一関節までチューブから押し出した量で、大人の左右の手のひらが全部塗れる程度と覚えておきましょう。

塗り方については先ほども少し触れましたが、すり込むように塗る必要はありません。薬を塗った刺激でかゆみが生じる可能性があるためです。

また、かゆみのあるところにだけ薬を置くようにし、かゆみのないところにまで広がらないように塗りましょう。

ステロイドの外用薬には油分が入っているため、保湿を狙って広く塗ってしまう方がいますが、これは絶対にやめてください。もちろん、少しくらい、患部からはみ出す程度なら問題はありません。**ステロイドは炎症を抑える薬であって、保湿をする薬ではないのです。**

Q かゆくて薬を塗っても効かないときはどうしたらいい？

A 保冷剤や氷水で冷やしてから塗るといい

第一に、薬が合わない場合が考えられますので、まったく効かない場合は、病院に相談し、別の薬を検討してください。

普段は効いているけれども、かゆみがあるとき、とくにお風呂から出たあとなどに、かゆくて薬を塗っても効かないという方もいます。

入浴後などかゆみがあるときは、すぐに薬を塗らずに、まずは涼みましょう。**保冷剤などで体を冷やし、かゆみがおさまってから塗るといいでしょう。**

最後に冷たいシャワーを浴びてから出るという人もいますが、**冷たい水で皮膚を冷やすと、皮膚のバリアにもなる皮脂をとられてしまう**ので、なるべく避けてください。

お風呂上がりは外から冷やすだけでなく、氷水を飲むなど、体内から冷やすのもおすすめです。

また、頭のまわりがかゆくて夜、寝つけないという声もよくあります。

かゆいとそれだけでイライラしてしまうものです。我慢できずに枕に血がつくほどかきむしってしまうこともあります。

わが家でも息子が頭や首がかゆいと訴えることがあるので、**寝つきのときだけ氷枕を使います**。寝ついたら外してあげるようにしています。

アトピーの人は刺激の少ないシャンプーを使っても頭皮がかゆくなり、フケも出やすくなります。

頭皮のかゆみがひどい場合は、頭皮にもステロイドを塗ったほうがいいのですが、前に紹介した亜鉛をとると、頭皮のフケやかゆみが早く改善しやすいです。

Q 症状がなくても予防でステロイドを塗ってはダメ？

A 火種をとらなければ本当の治療にはなりません

かゆみや炎症が起こる前に、あるいは症状が治まっているときに、予防的にステロイドを塗る人がいます。

効果があるから実践しているんだと思いますが、症状が出ていないときにステロイドを塗るのは、いってみれば「火事が起きる前から水浸しにしておき、火事が起きないようにしておく」ということと同じです。

たしかに水浸しにしておけば、火事は起きません。ただ、火種はそのままなので、遅かれ早かれ、炎症は起きてくるでしょう。

それよりも状態のいいときは保湿をしながら、少しでも早く火種を小さく、なくしていくほうがいいのではないでしょうか。本当の治療とは、そういうことだと思います。食生活を見直さず、腸の状態も悪いまま、毒素も入れ続けて、火消しの水だけ入れておくというのでは、自分の体をまったくマネジメントできていないことになります。臭いものに蓋をしているにすぎないのです。

その他

「かいてはいけない」とわかっていても「かいてしまう」の防止策とは

最後に、保湿やステロイド以外のさまざまな質問についてお答えします。

アトピーの人が肌を清潔に保つための洗い方や、外出先でのかゆみ、体の洗い方についてもお答えします。

Q 花粉症の季節、どうしたらいい？

A 早めに花粉を洗い流して

花粉症の季節になると、鼻水やくしゃみが出るだけではなく、肌もかゆくなります。花粉は衣類だけでなく、髪の毛や露出している顔などの肌にも付着しているので、帰宅後はなるべく早くシャワーで花粉を洗い流しましょう。

「シャワーで洗い流して」とお伝えすると、頭には水をかけずに体にだけシャワーを浴びる人がいますが、花粉は頭皮や髪の毛にもついています。頭皮や髪に花粉が残っていると、目のまわりがかゆくなってしまうことが多いのです。

首から上は花粉をたくさん背負っているととらえ、シャワーは全身に浴びるようにしましょう。

また、**ヒスタミンが過剰に分泌されると必要以上に胃酸が出るため、花粉症の時期**

に胃がムカムカする人もいます。鼻水もくしゃみも出ない、目もかゆくならない人も多いため、花粉との関連に気づかない人がほとんどです。

ここで胃がムカムカするからと、H2ブロッカーなどの胃薬を服用すれば治まるのですが、問題は胃酸が抑えこまれすぎてしまうこと。

胃酸は「胆のう」という臓器と深い関わりがあります。胆のうは胆汁という肝臓でつくられる消化液をためておく場所ですが、胆汁は、腸内細菌のバランスを整える働きがあります。胆汁が濃縮されて腸管内に出されることによって腸管内の細菌バランスを保っています。

胆汁があることによって、毒素を石けんのように包み、排泄してくれているのです。胃酸は、胆のうに胆汁を出すように合図を出す働きがあります。ですから、胃酸を抑えこんでしまうと胆汁が出されず、体に毒素がどんどんたまってしまうのです。

胃のムカつきがひどいときは、胃薬で対処してもいいのですが、常用しないほうがいいでしょう。

胃のムカムカにおすすめなのが、食品として売られている重曹(アルミフリーのもの)です。水200ccに小さじ4分の1の重曹を入れて飲むと、胃のムカつきが抑えられます。

Q 外出先でかゆくなってしまったら?

A かいてしまう前に、冷たい水で冷やすのがコツ

薬を持たずに外出しているときにかゆくなってしまったら、対処療法でとにかくかゆみを抑えましょう。

わが家でも、子どもや夫の龍介が外出中にかゆくなってしまうことがありました。まずは自動販売機やコンビニなどで冷たい水を買い、かゆくなった部分にボトルを当てて冷やします。あるいは、コンビニのコーヒー売り場のところなどに、よく氷が置いてあることがありますよね。その氷を買って冷やします。

タオルやハンカチがあれば、冷たい水で冷やしたり、氷を包んで冷やしたりしても

いいでしょう。そして冷たい水を飲んで、体内からも冷やします。

前に述べたように、アトピーの人は常に脱水気味で、体から水分が出ていきやすいので、水分をとることはおすすめです（利尿作用が高いコーヒーやお茶はＮＧ）。

とくに子どもの場合、**目がかゆいと我慢できずにゴシゴシこすってしまうことがあります**。

まぶたは全身のなかでも最も表皮が薄い部分です。なおかつまばたきをするので動きが多く、あっという間に表皮が炎症を起こして外敵に触れやすくなり、ヒスタミンが遊離されてしまいます。目をこすることでますますかゆみが増してしまうのです。

子どもに「目をさわっちゃダメ！」といっても、苦しくて仕方ないでしょうし、日中は我慢できても、寝ている間にこすっていることもあります。すると、朝起きたときにまぶたが腫れて重くなってしまいます。

わが家の場合、子どもがいつ、かゆがるかわからないので、小さなフェイスタオルを水につけて軽く絞り、冷凍庫で凍らせたものを３つほど常備してあります。

子どもがかゆがったら水道水で解凍して、まぶたを冷やします。キンキンに冷えているので、しばらくするとかゆみが落ち着きます。

かゆみが落ち着いたら、塗り薬を塗ればいいでしょう。かゆみは薬だけではすぐに治まらないので、まず先に「冷やすこと」がポイントです。

Q お風呂での体の洗い方、汚れの落とし方は？

A 湯船につかることが大事

アトピーの人がお風呂で体を洗うとき、肌を清潔にしようと思うあまり、洗いすぎて皮膚のバリア機能まで落としてしまい、余計に皮膚のトラブルを大きくしていることがあります。

汚れを落とす＝体を洗う、と考えなくても大丈夫です。

まずは、ぬるくてもいい、短時間でもいいから湯船に入ること。肌の炎症がひどいときには、体を洗わずに湯船につかるだけでも、全身の汚れは落ちます。

アトピーの人はお風呂でかゆくなることが多いため、長湯をいやがり、湯船につからずにシャワーで済ませる人もいます。

ただ、シャワーだと、意外に全身の汚れが落としきれないことが多いのです。

シャワーだけでは、体についた石けんや髪の毛にシャンプーが残っていることがあります。湯船につかることで、このようなケミカルなものも流すことができます。

第3章で汗から毒素が出るという話をしましたが、湯船につかることで、体内にある毒素を排泄してあげることにもなります。

そして、お風呂上がりにしっかり保湿をします。

泥汚れでもない限り、石けんは使わなくてもかまいません。石けんがしみてしまうからです。わきの下や陰部など、汚れが気になるところは石けんで洗ってもいいですが、全身を石けんで洗う必要はありません。

炎症がひどいときは、ボディタオルなどは使わず、手で洗えば十分です。とくに子どもは大人に比べて皮膚が薄いので、手で洗ってあげましょう。髪の毛は自分に合ったシャンプー、リンスを使ってください。

繰り返しますが、アトピーの人が入浴する意味は、体に乗っかっている汚れを落とすというよりも、体の中にある毒素を出す、という目的のほうが強いのです。

もちろん肌の調子や体の調子がいいときはゆっくり全身を石けんで洗ったり、ボディタオルで洗ったりしてもかまいません。

自分の体は日々変化します。ひとつの方法を決めたらずっとそれだけ、というのではなく、自分の体を観察して、臨機応変にしていきましょう。

なお、ボディソープやシャンプーだけではなく、お風呂掃除をする際の洗剤もなるべくケミカルなものは避けてください。

カビ取り剤など強力なものを使ったあとは、お風呂場をしっかり洗い流したり、換気をしたりしないと、鼻から毒素を吸い込み、調子が悪くなってしまう人もいます。

第5章

ヒスタミンタイプのあなたが「最高の自分」に出会うために

——ケース別 肌がクリアになると脳がクリアになる驚き

あなたも、こうして治っていく

この章では、実際にクリニックを訪れた患者さんが、本書の実践を通してアトピーを改善していったケースをご紹介します。

クリニックでは、もちろん治療も行います。重金属を取りのぞいたり、サプリメントを処方したりすることもあります。でも、ほとんどの方が、本書で紹介している内容を実践するだけで、大きく症状が改善しているのは事実です。

これまでお話ししてきた通り、アトピー性皮膚炎の患者さんは、〝たまたま〟症状が皮膚に表れているだけで、炎症を起こしているおおもとの火種はほかにあり、原因も人それぞれです。

火事はその人のウィークポイントに起きやすいものです。それが皮膚だとしても、アトピーとして出るのかじんましんなのか、アナフィラキシーを起こしてしまうのか、表れ方も違うのです。繰り返しお話ししているように、起きた火事はひとまず消す必要がありますが、火種を消さなければ、また同じことを繰り返すだけ。

あなたにとっての火種はなんなのか。いつも食べている食事内容や腸の状態、住環境、睡眠の状況、これらを知るだけでも不調の原因が見えてくることは多いのです。

そして今回、遺伝的にヒスタミンに脆弱性がある（ヒスタミンを分解しにくい）人がいる、それがアトピーを発症させ、悪化させている原因であることもご紹介しました。よく「遺伝です」といわれると、そういう体質だから仕方ないとがっかりされる方もいますが、少なくともヒスタミンタイプに関しては、そうではありません。

ヒスタミンタイプの人は感度が高い分、頭も切れるし、インテリジェンスが高いのです。火種がなくなれば、「とても頭のいい人」というメリットだけが残ります。

「やっかいな体質の自分」という負のイメージを脱却し、「メリットが多い自分」だということに気がついてほしい。そこにこの本を出す意義があると思っています。

以下の実例をご自身と照らし合わせながら読んでいただき、ぜひ本来の自分を取り戻す参考にしてみてください。

ケース1　アトピーが治ったら、すぐに妊娠した30代後半女性

「私の皮膚を治してください」

診察室に入ってきたAさんは、少しぶっきらぼうな感じでそういいました。検査をしたところ、副腎疲労であることがわかりました。腸の状態が悪く炎症もあり、ホルモンの値も低かったので、そのようにお伝えしたところ、「アトピーだけ治していただければいいです」とおっしゃいます。

実際、アトピーの患者さんに副腎疲労の症状がある方は多く、逆に副腎疲労の患者さんにアトピーをはじめとしたアレルギー症状がある方も多いものです。

アトピーと副腎疲労の原因は、「体内の炎症」によってコルチゾールが使われるという点で考えれば、ほとんど重なっています。アトピーの場合は、そこにヒスタミン

がからんでくることになります。

皮膚の炎症によってコルチゾールが使われてしまった結果、ヒスタミンが抑制されずにかゆみになります。そこに副腎疲労があれば、さらにコルチゾールが使われることになり、コルチゾールが枯渇して、アトピーも悪化します。

これらのことをAさんにご説明し、あわせて副腎疲労の治療を始め、食事内容、住環境などの日常生活にも気をつけていただいたところ、みるみる皮膚の状態は改善していきました。

女性の場合はとくに肌がきれいになることが自信につながることも多いようです。

重症のアトピーの方の肌は青黒かったり赤みを帯びていたりして、ごわごわと厚みがあります。また眉毛も眉尻の3分の1くらいが薄くなっていることが多いのです。

メイクをしたくても刺激があるのでできない。仕事上、メイクの必要があってしたとしても、「今までメイクをしたことがない」という女性もいます。そんなことからどんどん自信をなくされてしまうのです。

ところがデトックスをしていくと、**肌の色がどんどん明るくなります**。

炎症がとれると「本当は色が白い方だったんだ」とわかることがあります。**「ワントーン明るいファンデーションを買わなくちゃ」**とうれしそうに報告してくれる方もいます。

メイクをすることがすべてではありませんが、女性の場合、メイクをするかしないかの選択肢が増えたこと自体が喜びにつながるようです。

アトピーがよくなったことで、仕事で人前に立てるようになったキャリアウーマンの女性の患者さんもいます。

Aさんも例外ではありませんでした。

肌のトーンが明るくなり、徐々に笑顔が増えてきて、「初めて化粧品売り場で眉毛を処理してもらいました」と恥ずかしそうに話してくれるようになりました。

それまではプライベートのお話をほとんどされることがなかったのですが、治療開始から半年ほどたったある日のこと、「実は子どもがほしいんです」とおっしゃいました。

実はAさんの本当の悩みは、不妊だったのです。それも、アトピーが改善してきたからこそお話ししてくれたこと。

実際、不妊治療をずっと続けてきても結果が得られなかった方が、炎症がなくなって体調がよくなると、妊娠されるケースがとても多いのです。

Aさんも例外ではなく、40歳を迎えるころ、妊娠、出産。今では2歳のお子さんを連れて、診察に来ています。

Aさんは遺伝的なヒスタミンタイプなので、お子さんも同じ遺伝子をもっています。でも今、お子さんにアトピーの症状はなく、皮膚はとてもきれいです。なぜなら、妊娠前からAさんがケアをしていたからです。

先に、お母さんのお腹にいるときから、赤ちゃんはたくさんの毒素を持って生まれてくるとお話ししましたが、妊娠前、妊娠中とケアを続けることで、生まれてくる子どもの毒素を減らすこともできるのです。

ケース2
花粉症の時期になると頭痛・胃痛・肌荒れに悩まされた20代男子学生

毎年花粉症の時期になると下痢や胃痛、頭痛に悩まされる方がいます。

大学生のBさんも、毎年2月になると原因不明の消化器症状に悩まされていました。**頭痛と吐き気、下痢がひどくなる**のです。花粉症の症状もありましたが、鼻水はそれほど出ないといいます。

もともと学校の成績はいいのですが、毎年2月になると体調不良になり、それが春まで続くので、今まで高校受験、大学受験の時期と重なって、大変だったそうです。なんとか大学に合格したものの、「これが毎年続くと思うと嫌だ」と受診されました。

Bさんはアトピーの症状を訴えていませんでしたが、診察すると、ひじやひざの内側、首などの皮膚が硬くなっていて、典型的なアトピー性皮膚炎。

ところがご本人は小学生のときからずっとこれが当たり前になっていて、問題視もされていませんでした。

アトピーはBさんのような方がとても多いのが特徴です。

長い間、肌あれとかゆみにつきあってきているので、肌の調子が悪い状態が当たり前。アトピーが悪化したときだけ皮膚科に行き、外用薬を処方してもらって症状を抑えて乗り切る。このパターンを繰り返しています。

「肌の調子がよくなった」経験をしない限り、一生、体内の火事をごまかしながら生きていくことになります。

Bさんはこれまでも不調があるたびに、さまざまな科を受診していました。

脳外科ではMRIやCTを撮り、消化器科では胃カメラの検査を何回もしたそうですが、**すべて異常なし。最終的に心療内科をすすめられた**そうです。

でも、本人にしてみれば、心を病んでいるわけでもなく、「大学に受かってうれしいのに、なんで心療内科に行かなくちゃいけないの?」という状態。

心療内科では、何かストレスがあるのではないかと根掘り葉掘り聞かれたそうですが、これといったストレスも見つかりませんでした。それなのに、精神安定剤を処方されてしまったそうです。

検査をすると、Bさんはヒスタミンタイプであることがわかりました。

ヒスタミンが過剰に放出されると胃酸が出て胃痛が起こりやすくなり、胃酸分泌後に下痢になりやすいこと、また、ヒスタミンは脳内にもレセプター（受容体）があり、過剰に放出されると頭痛や不眠につながります。

そして、Bさんがまったく問題視していなかった**アトピーの症状と今までの不調が「ヒスタミン」でつながっている**ことを説明し、アトピーの治療もすることになりました。

これまでお伝えしてきたように、ヒスタミンはもともと、外敵に対して自分の体を守るために使われるもの。ヒスタミンを放出するマスト細胞が、粘膜や皮膚などに多く存在するのはこのためです。

だから、保湿やステロイドの外用薬を使って、皮膚に外敵からの刺激が多くならないようにすること、つまり、**皮膚の状態をよくしておかないと、ヒスタミンは常に放出され続けることになります。**ヒスタミンが過剰に放出されれば、Bさんの場合は吐き気や下痢、頭痛が止まらなくなります。

Bさんはほかのアトピー患者さん同様、お風呂が好きではありませんでした。体がかゆくなるためです。

しかし、お風呂でかゆくなるのは、一時的に体温が上がったから。風邪をひかない程度に保冷剤で冷やしたり、入浴後に氷水を飲んだりして体温を下げるようにアドバイスをしました。

湯船につかってしっかり汗をかいて解毒をさせること、お風呂上がりは体がある程度冷えてから薬や保湿剤を塗ることをお伝えしました。

そして本書でお伝えしたような食事のアドバイスをして、ヒスタミンを分泌する食事を避けてもらいました。

Bさんは、自分の体調が悪いこととアトピーが関係していたことがわかり、とてもうれしかったようです。

また、食事に気をつけたことで、グルテンを含むものを食べると、頭痛やかゆみが起こることもわかりました。人によってはその原因が発酵食品だったり、酢の物だったりといろいろあります。

Bさんはその後、すっかり調子がよくなり、大学生活を楽しめるようになりました。それまでは汗が刺激となってかゆみが出るため運動も嫌いでしたが、アウトドア派に変身。

「皮膚を見られるのが嫌で、暑い時期でも薄手の長袖を着ていましたが、**堂々とTシャツを着られるようになりました**」と話してくれました。

ケース3　椅子に座っていられなかったADHD気味の10代男子が驚きの集中力アップ！

初診の際、診察室の椅子に1分と座ることができず走り回っていた男の子、それがC君でした。診断はされていませんでしたが、明らかにADHD（注意欠如・多動症）の傾向がありました。

顔や首、腕の内側など皮膚のやわらかい部分は赤く乾燥して粉をふき、引っかき傷があるなど、明らかにアトピーの症状もありました。

ただ本人はもちろん、親御さんもアトピーについてはとくに気にされていないようでした。

落ち着きがないC君は、学校でも問題児扱いされていたようです。

学校では先生がほかの生徒に「C君とは遊んではいけない」といい、同級生の親御さんの間でも「C君とは遊んではいけない」とお触れが出るなど、話を聞いただけでかわいそうな状況だと思っていましたが、ご両親がすばらしく、ぶれずに強く、私たちのアドバイスを聞いてくださいました。

実は、最初はC君のお父さんが治療で来られていたのですが、一緒に来ていたC君の様子が気になり、「息子さんを治療させてください」とお父さんに頼んだのです。

まずお願いしたのが、グルテンフリー、カゼインフリー、ヒスタミンの高い食事をやめること、お菓子など砂糖をとらないことの徹底でした。

パンをやめ、牛乳をやめ、ヒスタミンが高いトマトをやめ、市販のお菓子をやめました。C君のご両親は食事の重要性についてしっかりと理解してくれ、お菓子もお母さんが手作りするようになりました。

驚いたことに、**それだけで次の診察のときには10分間、椅子に座り続けることができるようになっていたのです。**

その後、悩まれたあげく、御一家は海の近くの環境のいい場所に引っ越すことになりました。

環境に恵まれた場所に引っ越されたこともあり、C君にはよく運動をしてもらうようにお父さんに頼みました。汗をかいてほしかったからです。それからは海が近いこともあって、毎朝お父さんとサーフィンをするようになりました。

1年たったころには、診察室の椅子に1時間座れるようになりました。落ち着きを取り戻すとともに、少しずつ皮膚もきれいになっていきました。集中力もグンとアップして、勉強もできるようになったといいます。

脳の状態がよくなると、皮膚の状態もよくなるのです。

基本的に大人よりも子どものほうが、症状の改善が早いものです。

理由は明らかで、子どもには食事をはじめとした生活管理をしてくれる人がいるからです。

グルテンフリーひとつとってみても、親御さんが買わない、出さない、を徹底してくだされば、すぐに実践できます。これが大人になると、「今日はちょっとだけ食べ

ても いいだろう」などと自分に甘くなってしまうため、改善に時間がかかります。

アトピーのお子さんを持つ親御さんにお伝えしたいのは、本当にお子さんの症状を治してあげたいと思ったら、父親と母親が協力して同じ価値観を持っていてほしいということ。

よくあるのが、母親だけが一生懸命で、お父さんが非協力的、あるいは治療に関して無知というケースです。

母親がどんなに食事に気をつけていても、週末に父親がラーメンやアイスクリームを食べさせて、週明けに具合が悪くなるというパターンです。

せっかくよくなっていても、一度具合が悪くなると、よくなるまで3、4日、長ければ1週間かかります。

とくに親御さんのどちらかがヒスタミンタイプではない場合、「ラーメンくらい食べたっていいだろう」と軽く見てしまうことがあります。

このような場合、「子どもは、親の自分とは違う遺伝子を持っているのだ」ということを正しく理解する必要があります。

お子さんがヒスタミンを分解しづらいという、マイナスもあるけれどプラスにも変えられる遺伝子を持っているということ。そのプラスを引き出してあげることができるのが、親御さんの役目です。

お子さんの場合はとくに、ご家族で協力しあって、お子さんのよさを引き出してあげてください。

ケース4 皮膚症状・不眠・イライラ・動悸を「更年期症状だ」と思っていた50代女性

健康への関心が高い人ほど、間違ったことをして、かえって調子を悪くしていることがあります。Dさんもそんな女性の一人でした。

副腎疲労があることで更年期症状が悪化するらしい。そう聞いて副腎疲労外来を訪れたDさん。

50歳を目前にして、急に全身にじんましんが出るようになったといいます。皮膚科で抗アレルギー薬を処方されると症状は治まるものの、しばらくするとまた出てくる。また、寝ていると心臓がドキドキして、体がほてって眠れない。それまではイライラするタイプではなかったのに、夫や子どもにイライラして、余計な一言をいって喧嘩(けんか)になってしまう。

循環器内科で心臓を調べてもらっても異常はなく、あちこちの科をまわって結局、精神安定剤を処方されました。

皮膚症状、不眠、動悸、ほてり、イライラ。症状からインターネットで調べると、すべて「更年期」につながります。副腎疲労も疑い、「ホルモンの治療をしたほうがいいですか?」と不安そうに尋ねられました。

Dさんのような50代くらいの女性で、じんましんやアトピーの症状が急に表れたり、喘息(ぜんそく)のような症状が出て咳(せき)が止まらなくなったりすることは、とてもよく見られます。皮膚科を受診しても「じんましんとアトピーの両方の症状が出ています」といわれることが多く、抗アレルギー剤や外用薬を処方されることになります。

Dさんに話を聞くと、生理周期が乱れており、閉経を前にホルモンバランスが崩れてきていることはたしかでした。

50歳前後になると、プロゲステロンやエストロゲンといった女性ホルモンの分泌量が減ってきます。

女性ホルモンは皮膚に潤いを与える作用があります。**とくにエストロゲンが減ると、皮膚のバリア機能が低下し、外敵の刺激を受けやすく、敏感になってきます。**

女性ホルモンを主に分泌しているのは卵巣です。更年期に入り、卵巣の働きが低下してくると、それをなんとか補おうと頑張るのが副腎です。

副腎はホルモン分泌の土台となっている重要な臓器。卵巣から女性ホルモンの分泌が減ってくると、それを補う役割があるのです。

つまり、閉経に向けた時期、卵巣から副腎へ、女性ホルモン分泌の働きはバトンタッチされていくことになります。ところが副腎疲労があると、このバトンタッチがスムーズにいかず、女性ホルモンをうまくつくれなくなってしまいます。これが、副腎疲労があると更年期症状が悪化する原因です。

ただでさえ卵巣の働きをフォローしようとして働いている副腎。その副腎から分泌されるコルチゾールも、女性ホルモンをカバーするために使われて、手薄になってしまいます。

コルチゾールが枯渇しているところにヒスタミンが放出されると、どうなるでしょう？

過剰なヒスタミンを抑制することができるのは、コルチゾールだけです。更年期のこの時期、今までなら抑えられていたヒスタミンの暴走を、抑えられなくなってしまうというわけです。

Dさんの場合、ヒスタミンが高い食事も増えていました。ホルモンと副腎の治療をするとともに、食事内容も見直してもらいました。

健康志向の女性が勘違いしてしまいがちなのが、食事です。

健康に関心が高いDさんは、グルテンフリーやカゼインフリーは以前から知っていました。でも、乳製品をやめてしまうと、カルシウム不足から骨粗鬆症（こつそしょうしょう）になってしまうと思い込み、カゼインフリーをしないどころか、骨を強くするために毎日チーズを食べていました。

また、体調が崩れたことをきっかけに、発酵食品が体にいいと、塩麹(しおこうじ)をつくったり、納豆や魚のみりん漬け、キムチなどを積極的に食べたりしていました。

これがDさんにとっては逆効果となり、このころから便秘や下痢を繰り返すようになったのです。

発酵食品は健康で腸の状態がいい人にとってはヘルシー食ですが、Dさんのように体調が悪く、ヒスタミンが過剰に分泌されている人にとっては、アレルギー症状を悪化させるだけなのです。

さらに、家族の健康のためにと無添加のだしを使っているとおっしゃるので、商品を見せてもらったところ、材料名にうま味成分のグルタミンなど食品添加物がたくさん入っていました。**ヒスタミンタイプの人がグルタミンなどのうま味成分を入れてしまうと、ヒスタミンを暴走させてしまいます。**

副腎疲労の治療をしながら、発酵食品、グルテン、カゼイン、うま味成分などをやめてもらったところ、**2週間ほどで、まずイライラと動悸が消えました。**

イライラや動悸も、ヒスタミンが作用していたのです。ヒスタミンが高いものを食べたときに動悸が起きていたのに、まさか食べ物のせいだとは思わず、心臓の病気や不整脈を疑っていたのですね。

3カ月ほどで不眠やじんましん、アトピーの症状もすべて改善していきました。今は、とても元気に過ごされています。

ケース5 頭皮のアトピーが改善したあと、便秘・イライラ解消、記憶力がアップした40代男性経営者

会社を経営しているEさんはもともと記憶力も抜群で、見るからに仕事ができそうな男性です。

小さいころからアトピーはあったものの、症状は軽かったそうです。ところが、30代から40代、仕事が忙しくなるに伴って症状が悪化。それに並行して、**記憶力の低下**

を自覚するようになりました。

以前は何を見てもすぐに覚えられたのに、まったく覚えられない。経営者という立場上、従業員の前で話をしなければならないことが多いのですが、それすらも億劫になってしまったといいます。

食生活を聞くと、多忙で食事時間は不規則、ほとんど毎日が仕事を兼ねた会食続き。もちろんそこではお酒も飲んでいました。ご家庭には小さいお子さんがいましたが、帰宅が遅いため、家での食事は皆無でした。

Eさんは本当はあまりお酒が好きではなく、**アルコールを飲むとアトピーも悪化してしまいます**。

わかっていてもつきあいがあるため、やめられない。便秘もひどくなり、ちょっとしたことでイライラするようになりました。

「このままではまずい」と、受診をされたのです。

受診のいちばんの理由は「アトピーの悪化」でしたが、検査をするとやはり、典型的なヒスタミンタイプで、副腎疲労もありました。副腎疲労の方の特徴である、猫背で元気がない様子も見られました。

多忙なサラリーマンや経営者の場合、食事指導をしても仕事上、なかなかコントロールできないものです。

ところが、幸か不幸か、コロナ禍で外食は自粛。お酒もほとんど飲まなくなり、家での食事が増え、自分と向き合う時間もできて、少しずつ症状は改善していきました。

夕食を家で食べるようになったことは非常によかったのですが、Eさんのような方は、朝食もオフィスで一人で食べることが多いものです。

一人オフィスで朝ごはんを食べるという患者さんに食事内容を聞くと、みなさん、**「コンビニでパンと牛乳」「コーヒーとドーナツ」**などと答えます。

朝食を食べないよりはいいだろうと思っているのです。Eさんも、「牛乳を飲んでおけば栄養的にはOKだろう」と思っていたそうです。

そこで、**パン食を米食に替えてもらい**、「一人で食べるなら、せめてコンビニでおにぎりにしてください。○○家の牛丼でもいいですよ」とお伝えしました。

また、ランチもラーメンやうどん、おそばなど、短時間で済ませられる、なおかつグルテンたっぷりなものばかり食べていたので、**定食に替えてもらいました**。

多忙な方に、完璧な食生活をしろといっても難しいので、このようにできることから少しずつ実践してもらうのです。

今のところ、皮膚は完全にはよくなっていませんが、かゆみは治まり、肌のトーンもだいぶ明るくなってきました。

アトピーの人は、髪の毛がゴワゴワするという特徴があります。癖っ毛のようにウエーブができ、ボリュームが出て爆発したような感じになる方も多いのです。

これは甲状腺機能の低下に伴うものです。Eさんの髪もそうだったのですが、髪の毛の質が格段によくなりました。

少しずつ元気を取り戻し、体力もついてきたのか、**「運動と太陽は嫌い」とおっしゃっていたのに、日曜日にお子さんと外で遊べるまでになりました**。

もともと高かった記憶力も取り戻し、経営者としての仕事もこなせるように。ヒスタミンタイプだけに、本来の優秀さを発揮できるようになったのです。

おわりに 僕もヒスタミンタイプで、こうしてアレルギーマーチを克服しました

「どうして自分はアトピー体質なんだろう」

「きれいな肌を堂々と見せられる人がうらやましい」

この本を手に取ってくださった方の多くは、こんなふうに思ってしまったことが一度や二度ではないでしょう。

その気持ち、よくわかります。僕もそうでしたから。


小学校に入る前から首の周りは血だらけで、ガーゼを巻いて生活をしていました。30歳までは、寝ている間に首のうしろをかいてしまうため、枕やシーツを血で赤くしていました。

耳も切れて、頭皮からはフケが出て、ひざ裏も茶色くて。顔が炎症で赤いので、よ

く「日焼けしているの？」といわれたものです。

花粉症の時期は鼻をかみすぎて一箱分のティッシュがすぐになくなるほど。35歳まで、鼻で呼吸したことはありませんでした。

当然のように抗ヒスタミン薬をずっと服用していましたし、ステロイドの外用薬も塗ったりやめたりを繰り返していました。

幼い頃から喘息もあり、アレルギーマーチのすべてを体感してきました。

医者になろうと思ったのは、精神科医を目指していたのと、アレルギーを治したいという思いがあったためです。

でも、皮膚科のえらい先生がアトピーで悩んでいるのを見て、「医療者でも治せないのなら、アトピーは〝個性〟として割り切ろう」と、アレルギー専門医になることをやめました。

医者になって多忙とストレスでアトピーは悪化。休みの日はぐったりして一日中、部屋で寝て過ごすようになりました。

疲れとだるさで朝起きられなくなり、うつ病と診断されるほどの状態だったのですが、原因が「副腎疲労」とわかってからは、一筋の光が見えてきました。

試行錯誤をしながらも、本書でも紹介したような生活習慣や食生活を改善していくと、効果は目に見えて表れてきました。

妻の良子の全面的な協力のもと、睡眠をしっかりとり、アルコールを控え、添加物の多い食事を避け、グルテンフリー、カゼインフリーを実践し、コーヒーをハーブティーに替えました。化学物質由来の洗剤やシャンプーもやめました。

こうして少しずつ元気になっていき、それとともにアトピーをはじめとしたアレルギー症状も改善していったのです。

今思えば、副腎疲労の治療でしていたことが、同時にヒスタミンのコントロールになっていたのですね。

僕のアトピーが治っていった過程はこんな感じです。

食生活の改善によって、比較的早い段階でアトピーのかゆみの症状は半減しました。

花粉症は2、3年で落ち着きました。

アトピーの皮膚の状態は本当に徐々に、でも年を追うごとに確実によくなっていきました。現在、皮膚はアトピー性皮膚炎と呼ばれるような状態ではないところまで回復しています。

今でもお酒を飲めばかゆくなったり、発疹が出たりすることはあります。

でも、それは自分でコントロールできること。もうずっと風邪もひかないし、喘息にもなりませんし、花粉症の症状も出ていません。

40歳をすぎて運動が好きになり、今は週3回、運動をしています。汗をかくことが怖くなくなったのです。

僕自身も4年前に遺伝子検査をしましたが、ヒスタミンを分解するＤＡＯ酵素、ＨＮＭＴ酵素の遺伝子に変異があることがわかっています。

つまり本書で紹介した、典型的なヒスタミンタイプだったのです。

ここで初めて、アレルギーに悩まされてきた原因を心から納得することができました。

今の僕は、ヒスタミンタイプである自分を誇りに思っています。ヒスタミンが多いことのメリットを実感しているからです。

ちなみに、親がヒスタミンタイプだったからといって、必ずしも子どもがヒスタミンタイプになるとは限りません（もちろん、なりやすい傾向はあります）。

これは運でもあるのです。僕はこの遺伝子を持っていて、ラッキーでした。

ヒスタミンタイプは、インテリジェンスの面で優位になることが多いと本書でもお話ししました。自分で言うのもなんですが、そのおかげで医学部に入学できて医師になれましたし、副腎疲労やアレルギーへの理解も深まりました。

今の僕は、アレルギーはコントロールできると実感しています。

アトピーで苦しいときは、かゆくて頭がおかしくなりそうで、死にたくなることさえあります。でも、それをうまくコントロールすれば、あなたのメリットになるのです。

ヒスタミンタイプは、脳が平均より活性化しているので、楽しく生きられる要素がたくさんあるんですよ。

健康になると性格も穏やかになり、人生も変わります。

だから今まさに苦しんでいる人にも、このことを知ってほしい。アトピーでラッキーだったと思ってほしい。そんな思いもあって、初めてアレルギーについて1冊の本にしました。

誤解してほしくないのですが、保険診療を超えた最新の遺伝子検査を受けることを勧めているわけでは決してありません。

本書では、お金をかけずに、日常生活のなかで実践できることをたくさん紹介したつもりです。そのなかで1つでも2つでも、実践していただければ、と思います。

それで症状がよくなれば、ラッキー！　ですよね。

あなたや、あなたのご家族がかゆみから解放され、穏やかで楽しい毎日が過ごせますように。

スクエアクリニック副院長　本間龍介

著者紹介

本間良子
スクエアクリニック院長。日本抗加齢医学会専門医・評議員。米国抗加齢医学会フェロー。米国発達障害児バイオロジカル治療学会フェロー。日本医師会認定産業医。日本内科学会会員。聖マリアンナ医科大学医学部卒業後、同大学病院総合診療内科入局。副腎疲労の夫をサポートした経験を活かし、米国で学んだアンチエイジング医学を用いた栄養指導もおこなう。
共著書に『老化は「副腎」で止められた』『ボケない人がやっている脳のシミを消す生活習慣』(ともに小社刊)等。
スクエアクリニック
https://www.squareclinic.net/

本間龍介
スクエアクリニック副院長。医学博士。日本抗加齢医学会専門医・評議員。米国抗加齢医学会フェロー。米国発達障害児バイオロジカル治療学会フェロー。日本医師会認定産業医。日本内科学会会員。聖マリアンナ医科大学医学部卒業。同大学大学院医学研究科修了。自身が原因不明の重度の疲労感に苦しんだことをきっかけに、アドレナル・ファティーグ(副腎疲労)の提唱者であるウィルソン博士に夫婦で師事。日本で最初に副腎疲労外来を開設した。
近年は、副腎疲労治療を応用し、アレルギー治療や認知症状・発達障害などにも治療効果を上げている。

最新(さいしん)の遺伝子検査(いでんしけんさ)でわかった
アトピーが消(き)えるたった1つの方法(ほうほう)

2021年8月15日　第1刷

著　者　本間良子(ほんまりょうこ)
　　　　本間龍介(ほんまりゅうすけ)

発行者　小澤源太郎

責任編集　株式会社 プライム涌光
電話　編集部　03(3203)2850

発行所　株式会社 青春出版社
東京都新宿区若松町12番1号 〒162-0056
振替番号　00190-7-98602
電話　営業部　03(3207)1916

印刷　中央精版印刷　　製本　フォーネット社

万一、落丁、乱丁がありました節は、お取りかえします。

ISBN978-4-413-23216-6 C0047